MAOSHING NI

So werden Sie 100

Tipps für ein gesundes, vitales Leben

Aus dem Englischen
von Gisela Kretzschmar

Die amerikanische Originalausgabe erschien 2006 unter dem
Titel »*Secrets of Longevity*. Hundreds of Ways to Live to be 100«
bei Chronicle Books LLC, San Francisco, California, USA

Umwelthinweis:
Alle bedruckten Materialien dieses Taschenbuches
sind chlorfrei und umweltschonend.

1. Auflage

Deutsche Erstausgabe Oktober 2007
© 2007 der deutschsprachigen Ausgabe
Wilhelm Goldmann Verlag, München
in der Verlagsgruppe Random House GmbH
© 2006 des Originaltextes Dr. Maoshing Ni
Umschlaggestaltung: Design Team München
Umsschlagmotiv: Laurie Dolphin Design
Redaktion: Ralf Lay
WL · Herstellung: CZ
Satz: Greiner & Reichel, Köln
Druck und Bindung: Těšínská Tiskárna, a. s. Český Těšín
Printed in the Czech Republic
ISBN 978-3-442-21802-8

www.arkana-verlag.de

Dieses Buch widme ich allen Menschen,
die auf der Suche nach einem guten,
langen und glücklichen Leben sind.

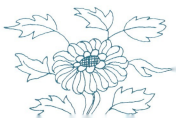

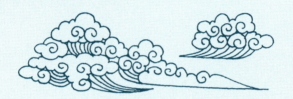

Inhalt

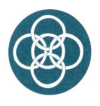

Einleitung   9

1. Was wir essen:
Diät und Ernährung   14

2. Wie wir heilen:
Kräuter, Arzneien und Elixiere   84

3. Wo wir leben:
Umgebung, Ökologie und Gemeinschaft   141

4. Was wir tun:
Körperliche Aktivitäten, Lebensstil und Verjüngung   184

5. Wer wir sind:
Genetik, Beziehungen, Liebe, Sexualität
und Glauben   258

6. Die Synthese:
Wie Sie zu einem erfüllten Leben und Ihrer
persönlichen Bestimmung finden   305

Adressen   310

Literatur   315

Dank   323

Register   325

Einleitung

Wer von uns würde sich nicht ein langes Leben wünschen? Der Überlebenswille ist uns allen angeboren. Als Tiere reagieren wir instinktiv, um uns vor Gefahren zu schützen. Als Organismus bildet unser Körper natürliche Abwehrkräfte, um Krankheiten zu bekämpfen und Verletzungen zu heilen. Als soziale Wesen möchten wir gern sehen, wie neue Generationen geboren werden und heranwachsen. Und wir alle denken über die scheinbar geheimnisvollen Unterschiede zwischen verschiedenen Menschen nach: Warum leiden manche Leute schon in ihren Sechzigern oder früher unter Altersbeschwerden, während andere bei guter Gesundheit über hundert Jahre alt werden? Die wesentlich geheimnisvolleren Ereignisse, durch die ansonsten gesunde Menschen an Verletzungen bzw. mehr oder weniger vorhersehbaren Umwelteinwirkungen sterben, schreiben wir dem »Schicksal« zu.

Ich habe besondere Gründe, mich an solchen Überlegungen zu beteiligen. Im Alter von sechs Jahren stürzte ich nämlich vom Dach unseres dreistöckigen Hauses. Und dieser Unfall führte dazu, dass ich einen Monat lang immer wieder ins Koma fiel und durch das Trauma stark geschwächt war. Mein Vater, ein Arzt der chinesischen Medizin und Meister der taoistischen Künste, sorgte gemeinsam mit meiner Mutter dafür, dass sich mein Zustand wieder besserte. Er führte mich auf dem langen Weg zurück zur Gesundheit. Noch heute erinnere ich mich an den unangenehmen Geschmack der Kräutertränke, an die grässlichen Tai-Chi- und Qi-Gong-Übungen am frühen Morgen, an tägliche Akupunktursitzungen, Meditationen und speziell zubereitete Nahrungsmittel. Die Kenntnisse, die mich wieder gesunden ließen, stammten aus der jahrtausendealten chinesischen Tradition der Heilkunde und Verjüngung. Und ich schwor, wenn ich wieder gesund wäre, dann würde ich Arzt werden und diese Tradition, der ich mein Leben verdankte, fortführen und weiterverbreiten.

Im Jahr 1985 lebte ich als Doktorand in Schanghai. Dort fielen mir die Schwärme von älteren Menschen auf, die sich jeden Tag im Morgengrauen in den Parks versammelten, um Tai-Chi- und Qi-Gong-Übungen zu praktizieren, welche den Energiefluss verbessern. Ich befragte diese »Senioren«, und einige von ihnen untersuchte ich auch. Eine beträchtliche Anzahl war schon über hundert Jahre alt! Ich staunte über ihre Anmut und Behändigkeit, ihren scharfen Verstand, ihre Vitalität und ihren guten Allgemeinzustand. Diese Erfahrung und die Erinnerung daran, wie ich mich von meinem Unfall in der Kindheit erholt hatte, inspirierten mich, nach einem Ansatz zur gesundheitlichen Prävention zu suchen. So begannen meine nun schon seit zwanzig Jahren fortgesetzten Forschungsarbeiten über Hundertjährige und die Wissenschaft vom langen Leben.

Was ich dabei entdeckte, habe ich in diesem Buch zusammengefasst. Es vereint jahrtausendealte Weisheiten des Ostens mit den neuesten wissenschaftlichen Erkenntnissen des Westens. Somit finden Sie hier altbewährte und gleichsam gut untersuchte Ratschläge für ein langes, gesundes und glückliches Dasein.

Wenn Sie Ihre Lebenszeit verlängern und Ihre Lebensqualität verbessern wollen, dann müssen Sie sich dazu nicht unbedingt jetzt schon in einem guten Gesundheitszustand befinden. Mit anderen Worten: Machen Sie sich keine Sorgen über die Vergangenheit. Worauf es ankommt, ist das, was Sie von diesem Moment an tun. Die gute Nachricht lautet nämlich, dass Sie hier und jetzt damit beginnen können, Ihre Gesundheit zu verbessern und für bessere Lebensbedingungen zu sorgen.

Die Ursachen altersbedingter Krankheiten reichen vom genetisch programmierten Zelltod über die Zerstörung durch Umweltgifte bis hin zu Ablagerungen, welche die Blutbahnen in unserem Körper verstopfen. Unsere Gene werden durch unsere Lebensweise und durch Umweltfaktoren beeinflusst. Wie lange wir leben, hängt davon ab, ob gute oder schlechte Erbanlagen stärker zur Geltung kommen.

Die westliche Gesellschaft macht es uns leider nicht leicht, das Potenzial zur Lebensverlängerung zu erhöhen. Unsere auf Jugendlichkeit ausgerichtete Kultur und die Vernachlässigung alter Menschen fördern eine groß angelegte Verleugnung der Realitäten des Alterns. Der Markt ist voll von Produkten und Geräten, die uns versprechen, dass wir mit ihrer Hilfe jünger aussehen und uns jünger fühlen können. Außerdem konzentriert sich die konventionelle westliche Medizin auf die Behandlung von Krankheiten und den Ersatz von Organen, verschreibt teure Medikamente, transplantiert neue Organe, wenn die alten versagen, oder ersetzt fehlende Hormone. Präventivmaßnahmen zur Gesunderhaltung spielen dagegen eine eher untergeordnete Rolle.

In den östlichen Medizinsystemen stehen jedoch gerade Vorbeugung und Wohlbefinden seit jeher im Mittelpunkt. Die Ärzte jener Kulturen haben Krankheit lange Zeit als ein Zeichen dafür interpretiert, dass das Leben aus dem Gleichgewicht geraten war. Deshalb versucht die von ihnen praktizierte Medizin, die Gesundheit durch Ernährung, Lebensstil und emotionales Wohlbefinden zu fördern und zu optimieren. Außerdem werden zahlreiche natürliche Therapien zur Behandlung von Seele, Körper und Geist eingesetzt, beispielsweise Akupunktur, Kräuterheilkunde, Körperarbeit, Tai Chi, Yoga und Meditation. Dieser Ansatz stärkt jeden Menschen. In diesem Sinne ist es denn auch Ziel des Buches, dass Sie ein besseres Bewusstsein für Ihre Gesundheit entwickeln und sich frühzeitig um eine angemessene Behandlung bemühen – *bevor* eine ernsthafte Krankheit auftritt.

Ein weiterer wichtiger Aspekt der Langlebigkeit ist die Heilung. Durch Faktoren, die möglicherweise außerhalb unserer Kontrolle liegen, werden wir vielleicht irgendwann krank. Wie wir mit einer Krankheit umgehen, hat aber erhebliche Auswirkungen darauf, wie lange wir leben. Deshalb empfehle ich Ihnen, sich stets kundige und verantwortungsvolle Ärzte zu suchen, denen es wichtig ist, Ihre Gesundheit und Ihr Wohlbefinden zu fördern, die bereit sind, auch komplementäre medizinische Traditionen wie Akupunktur und Kräuterheilkunde in ihren Heilplan zu integrieren, die sich Zeit nehmen, um Ihnen die Zusammenhänge zu erklären, Fragen zu beantworten und Ihnen die nötige Anleitung bei Ihren Bestrebungen nach Lebensverlängerung zu geben.

Die Ratschläge in diesem Buch sind in fünf plus ein Kapitel unterteilt: was wir essen, wie wir heilen, wo wir leben, was wir tun und wer wir sind – und eine Synthese. Wenn Sie diese Aspekte Ihres Lebens genauer betrachten, werden Sie die nötigen Veränderungen vornehmen können, die Ihnen zu mehr Energie verhelfen, zu einem besseren Gedächtnis, weniger Erkältungen, mehr Entspannung, zu einem erholsameren Schlaf, besserem Sex, weniger Beschwerden und zu vielen anderen Vorteilen.

Das letzte Kapitel ist dann eine Synthese dessen, was Sie gelesen haben, und ermutigt Sie, die Gesundheitstechniken und Lebenspraktiken, die Sie gelernt haben, in eine erfreuliche und entspannte Erfahrung umzusetzen, bei der Sie einfach so sein können, wie Sie sind. Mit der entsprechenden Disziplin und der Bereitschaft, die vielen hier vorgestellten Tipps anzuwenden, kann jeder, der ein langes, gesundes und glückliches Leben führen möchte, dieses Ziel auch erreichen.

1. Was wir essen:
Diät und Ernährung

»Ich habe gehört, dass die Menschen früher hundert Jahre alt wurden, ohne die normalerweise auftretenden Zeichen des Alters aufzuweisen. Heutzutage altern die Menschen vorzeitig und werden kaum fünfzig. Ist das auf die Veränderung der Umgebung oder auf den Verlust der richtigen Lebensführung zurückzuführen?«, fragte der Gelbe Kaiser.

Sein Leibarzt Qibo antwortete: »In der Vergangenheit praktizierten die Menschen das Tao, den Weg des Lebens. Sie verstanden das Prinzip des Gleichgewichts von Yin und Yang, wie es sich in den Wandlungen der Energien des Universums widerspiegelt. Sie übten sich in Meditation, um in Einklang mit dem Universum zu kommen. Sie aßen ausgewogen und regelmäßig, sie vermieden jede geistige und körperliche Anstrengung, sie standen zu bestimmten Zeiten auf und gingen zu bestimmten Zeiten zu Bett und waren in jeder Hinsicht maßvoll. Sie bewahrten sich ihr geistiges und körperliches Wohlbefinden, und deshalb ist es überhaupt nicht überraschend, dass sie länger als hundert Jahre lebten.

Heutzutage hat sich der Lebensstil der Menschen verändert. Sie trinken Wein, als wäre es Wasser, sie geben sich zerstörerischen Aktivitäten hin, sie erschöpfen ihre Essenz und vergeuden ihre Energie. Bei ihrer Suche nach emotionaler Erregung und kurzfristigem Vergnügen missachten sie den natürlichen Rhythmus und die Ordnung

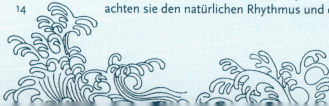

des Universums. Sie sind nicht imstande, ihren Lebensstil und ihre Ernährung zu regulieren, und schlafen auf unangemessene Weise. Deswegen ist es nicht überraschend, dass sie mit fünfzig alt erscheinen und nicht viel später sterben.«

Des Gelben Kaisers Klassiker der Medizin

Dieses Gespräch zwischen dem Gelben Kaiser, dem ersten Herrscher Chinas, und seinem Leibarzt soll vor ungefähr 4700 Jahren geführt worden sein, es ist aber heute noch so aktuell wie damals. Auch die moderne Wissenschaft hat bewiesen, dass die Qualität und die Menge der Nahrung, die wir zu uns nehmen, sich dauerhaft auf unsere Langlebigkeit auswirken.

Nachdem ich die Ernährungsgewohnheiten von ungefähr hundert Hundertjährigen untersucht hatte, analysierte ich die Daten und korrelierte sie mit den aktuellen Anti-Aging-Forschungen. Es war nicht überraschend, dass die Ernährungsgewohnheiten und die Untersuchungsergebnisse mit den Beobachtungen des kaiserlichen Leibarztes übereinstimmten. Die Mehrheit der Hundertjährigen lebte bescheiden, aß eher zu wenig, und einige fasteten, mehr durch die Umstände als durch eigene Absicht bedingt, mehrmals für längere Zeit.

Die Ernährung der Hundertjährigen bestand überwiegend aus Hülsenfrüchten, Getreide, Gemüse, Obst, Nüssen und Samen. Menschen, die viel Fleisch aßen, waren die Ausnahme – die meisten nahmen eine halb vegetarische Kost zu sich. Die westliche Wissenschaft bestätigt auch hier wieder, dass solche Ernährungsgewohnheiten auf vielfältige Weise die Gesundheit fördern und dazu beitragen, das Leben zu verlängern.

In diesem Kapitel finden Sie Ernährungsratschläge. Die Bandbreite reicht von Speisen mit antioxidativen Eigenschaften bis zu Fastenkuren für ein längeres Leben: »Der Mensch ist, was er isst«, heißt es einem Feuerbach zugeschriebenen Spruch zufolge. Also essen Sie gut!
À votre santé – auf Ihre Gesundheit!

Weniger essen,
länger leben

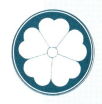

Nachdem ich wie gesagt die Ernährungsweise von ungefähr hundert Hundertjährigen untersucht hatte, stellte ich fest, dass die meisten von ihnen sehr bescheiden lebten. Sie aßen weniger als durchschnittlich, und einige von ihnen fasteten gelegentlich, schon allein weil sie arm waren und einfach nichts zu essen hatten. Die meisten Hundertjährigen, die weltweit untersucht worden sind, halten sich an die »Dreiviertelregel«: Sie hören auf zu essen, wenn sie drei viertel satt sind. Wissenschaftliche Untersuchungen haben gezeigt, dass eine Verringerung der Kalorienaufnahme die Lebenserwartung bei Tieren steigern kann – warum nicht auch bei Menschen?

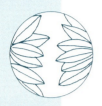

Kleinere Mahlzeiten,
häufiger essen

Drei große Mahlzeiten pro Tag sind eine kulturell bedingte Gewohnheit, aber keine biologische Notwendigkeit. Wenn man stattdessen vier- oder fünfmal täglich kleinere Portionen zu sich nimmt, bekommt der Körper während des ganzen Tages eine stete Zufuhr von Nahrung, der Blutzucker und die Energie bleiben stabil. Kleinere Mahlzeiten belasten die Verdauung und den Stoffwechsel weniger, und es sammeln sich nicht so viele Abfallprodukte. Ein weiterer Vorteil: Wenn man die Kalorienaufnahme so über den Tag verteilt, verringert sich das Risiko von Herzkrankheiten.

Tagsüber wie ein König,
und abends wie ein Bettler essen

»Der Mensch ist, *was* er isst«, lautet die Redewendung, die soeben zitiert wurde. Aber ähnlich sinnvoll wäre es auch, zu sagen, was der Mensch ist, richte sich danach, *wann* er isst. Denn im Biorhythmus unseres Körpers werden die Speisen, die wir morgens oder mittags zu uns nehmen, anders verarbeitet als das, was es zur Vesper gibt. Die Forschung konnte zeigen, dass man meist Gewicht verliert, wenn man seine Tagesration an Protein und Fett beim Frühstück zu sich nimmt. Verzehrt man sie dagegen abends, nimmt man eher zu, der Blutdruck steigt und ebenso das Risiko von Herzerkrankungen.

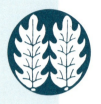

In der Woche vegetarisch,
am Wochenende Fleisch

Vegetarier leiden in der Regel seltener unter degenerativen Erkrankungen und Krebs als Menschen, die auch Fleisch essen. Schätzungsweise ein Drittel aller Krebspatienten werden deshalb krank, weil ihre Nahrung nicht genug Pflanzenfasern enthält. Aber für ein langes Leben muss man nicht vollständig auf Fleisch verzichten – wenn Sie beispielsweise nur am Wochenende Fleisch essen, ist das ein vollkommen ausgewogener und gesunder Ansatz.

Lebendig bleiben
durch den Verzicht auf tote Nahrungsmittel

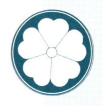

Haben Sie sich schon einmal gefragt, woraus Toastbrot wirklich besteht oder wie viele Kilometer dieser fast welke Salatkopf transportiert worden ist, den Sie da gerade in Ihrem Einkaufskorb haben? Für Ihre Gesundheit und Ihr Wohlbefinden gibt es nichts Besseres als frische, vollwertige, ökologisch angebaute Produkte. Wenn frisches Gemüse und Fleisch vom Bauernhof direkt auf Ihren Tisch kommen, können sie auf dem Transportweg nicht viele Nährstoffe verloren haben. Zahlreiche Nahrungsmittel im Supermarkt hingegen sind Wochen oder sogar Monate alt, bevor sie ins Regal kommen. Sie wirken nur deshalb frisch, weil sie künstliche Stoffe zur Konservierung enthalten. Außerdem haben Nahrungsmittel, die mit chemischen Pflanzenschutzmitteln und Kunstdünger behandelt wurden, einen geringeren Nährwert als Bioprodukte.

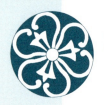
Süßkartoffeln und Yams:
Nicht nur an Feiertagen

Dieses »Kraftfutter« enthält größere Mengen Betacarotin und Vitamin C als Karotten, mehr Proteine als Weizen und Reis und mehr Ballaststoffe als Haferkleie. Süßkartoffeln und Yamswurzeln sind auch eine gute Quelle von DHEA (Dehydroepiandrosteron), einer körpereigenen Substanz, die in der Nebennierenrinde produziert wird und sich erst dann in ein Hormon verwandelt, wenn der Körper es braucht. DHEA kann zu Östrogen, Progesteron oder Testosteron werden, alles Hormone, die einen wichtigen Beitrag dazu leisten, Ihren Körper vor Alterungsprozessen zu schützen. Im Laufe der Jahre produziert die Nebennierenrinde jedoch immer weniger DHEA. Deshalb sollten sie diese Gemüsearten während des gesamten Jahres essen und sich über ein langes Leben freuen.

Weniger Salz,
mehr Jahre

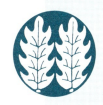

Salz kann Nahrungsmittel konservieren, was schon die Seefahrer wussten, als sie ihre Vorräte für lange Reisen einsalzten. Aber es konserviert nicht Ihre Gesundheit. Neuere Forschungsergebnisse zeigen, dass mit einem erhöhten Salzkonsum proportional auch Krebserkrankungen von Magen, Speiseröhre und Blase einhergehen. Zudem wird Natrium schon lange als ein negativer Faktor mit chronischen Beschwerden wie Herzkrankheiten, hohem Blutdruck und Osteoporose in Verbindung gebracht. Andere Gewürze wie Essig, Knoblauch und verschiedene Kräuter können ein schmackhafter Ersatz für Salz sein.

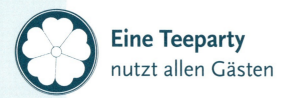

Eine Teeparty
nutzt allen Gästen

Die Sprüche berühmter Leute sind schön und gut, aber keiner ist besser als dieser: Tee ist das Getränk, das Hundertjährige auf der ganzen Welt am häufigsten zu sich nehmen. Er kann freie Radikale besser abfangen als Vitamin E, und er ist ein bewährtes Mittel zur Prävention und Behandlung von Arteriosklerose. Die Polyphenole im Tee, besonders die Catechine, sind starke Antioxidanzien, die vor Diabetes und Krebs schützen.

Ingwer hat viel zu geben,
greifen Sie zu

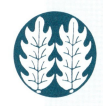

Der im Westen vor allem als Mittel gegen Übelkeit bekannte Ingwer ist wahrscheinlich die am längsten eingesetzte Pflanzenmedizin der Welt. Die Chinesen verwenden ihn sowohl zu medizinischen als auch zu kulinarischen Zwecken, häufig bei der Zubereitung von Fisch und Meeresfrüchten, weil er dort vor einer Vergiftung schützt. Abgesehen von seiner Verwendung als Verdauungshilfe, könnte uns Ingwer auch vor Krebs bewahren, denn man hat festgestellt, dass er Geraniol enthält. Er besitzt außerdem entzündungshemmende Eigenschaften, die Schmerzen lindern, blutverdünnend wirken und gegen Migräneanfälle helfen. Chinesische Ärzte trinken seit jeher regelmäßig Ingwertee, um ihre Vitalität zu fördern.

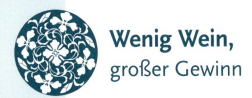

Wenig Wein,
großer Gewinn

Ausgiebige wissenschaftliche Untersuchungen haben bestätigt, dass die positive Wirkung von Wein auf seinem hohen Gehalt an antioxidativ wirkendem Resveratrol beruht. Dieser Stoff aus den Schalen von Weintrauben besitzt entzündungshemmende Eigenschaften, kann den Cholesterinspiegel senken und Krebs verhüten. Außerdem wirkt Wein gegen Blutgerinnsel und schützt dadurch vor Arteriosklerose und Schlaganfällen. Für die positiven Wirkungen reicht schon ein Glas täglich. Wenn Sie mehr davon trinken, könnte der Schaden größer als der Nutzen sein. Also trinken Sie – aber nur ein wenig!

Eine Knoblauchzehe
pro Tag

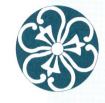

Dieses köstliche Gewürz, das sich zum Beispiel in vielen italienischen Speisen befindet, kann sehr viel mehr als nur Ihren Appetit anregen. Es ist bewiesen, dass Allicin, der aktive Bestandteil im Knoblauch, Arteriosklerose und Herzinfarkte verhindern kann, den Cholesterinspiegel senkt, die Bildung von Blutgerinnseln verhindert, die Hirnanhangsdrüse stimuliert, den Blutzucker reguliert und Krebs verhüten kann. Da es antibakteriell wirkt, verwendet man es oft zur Behandlung kleinerer Infektionen. Um seine Schärfe auszugleichen, können Sie etwas Petersilie essen, die den Atem erfrischt.

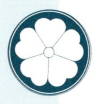

Fisch essen
wegen der Omega-3-Fettsäuren

Wenn Sie sich nicht vegetarisch ernähren, werden Sie wahrscheinlich genau überlegen, welches Fleisch Sie essen. Von allen tierischen Produkten ist Fisch das gesündeste, weil darin viel Protein und wenig Fett enthalten sind. Zusammen mit anderen Nährstoffen schützen die Omega-3-Fettsäuren im Fisch die Blutgefäße vor Ablagerungen, dämpfen Entzündungen, verhindern hohen Blutdruck und helfen Ihnen, Ihre Atmungsorgane gesund zu erhalten. In Bevölkerungsgruppen, die sich überwiegend von Fisch, frischem Obst und einheimischem Gemüse ernähren, gibt es praktisch keine Herz-Kreislauf-Erkrankungen und einen überdurchschnittlich hohen Anteil gesunder Senioren.

Das Herz:
Apfelglück

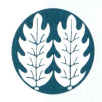

Der Apfel, weltweit eine beliebte Frucht, war lange ein Symbol der Leidenschaft und Versuchung – und nun wurde bestätigt, dass er auch dazu beiträgt, unser Herz gesund zu erhalten. Wenn man täglich zwei oder drei Äpfel isst, dann senkt ihr hoher Pektingehalt den Cholesterinspiegel. Pektin hilft außerdem, Dickdarmkrebs zu verhindern, der bei Erwachsenen im Alter von über sechzig Jahren zu den Haupttodesursachen gehört.

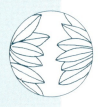

Brauner Reis
für ein langes Leben

Weißer Reis ist erst einmal brauner Reis. Wenn man jedoch die äußere Hülle des Reiskorns entfernt, dann bleiben nicht mehr viele Nährstoffe übrig. Schon vor tausend Jahren entdeckten chinesische Ärzte, dass der ausschließliche Verzehr von weißem Reis ohne die B-Vitamine der Hülle zur Beriberi-Krankheit führt, einem Mangel an Vitamin B_1. Die moderne Forschung hat in der Hülle von braunem Reis eine Vielzahl von Nährstoffen entdeckt. Vollkornreis ist erstaunlich wirksam bei der Senkung eines hohen Blutzuckerspiegels und deshalb eine ausgezeichnete Nahrung für Diabetiker. Die ungeschälten Reiskörner enthalten mehr als siebzig Antioxidanzien, darunter einige wohlbekannte, die der Alterung entgegenwirken: Vitamin E, Glutathionperoxidase (GPX), Superoxid-Dismutase (SOD), Coenzym Q-10, Proanthocyanidine und Inositol Hexaophosphat (IP6). Kein Wunder, dass die Bauern in Asien, die braunen Reis essen, weil ihnen der weiße zu teuer ist, länger leben und weniger Gesundheitsprobleme haben als die Stadtbewohner, die sich überwiegend von weißem Reis ernähren.

Beeren
sind gut für Sie

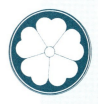

Wild wachsende Beeren findet man überall auf der Welt. Es sind kleine Früchte mit intensivem Aroma, die Tieren und Menschen gleichermaßen schmecken. Die dunkelroten, blauen und purpurfarbenen Außenhäute der Beeren enthalten Flavonoide, die stärkere Antioxidanzien sind als Vitamin C und E und besser gegen Entzündungen wirken als Aspirin. Diese Anthocyanin-Flavonoide verleihen Cranberrys ihre antibakteriellen Eigenschaften und vielleicht auch ihre Fähigkeit, den Cholesterinspiegel zu senken. Die höchste antioxidative Aktivität hat man jedoch bei Blaubeeren gefunden. Diese können auch unsere Nervenzellen schützen und so dazu beitragen, Alterungsprozesse und altersbedingte Gedächtnisprobleme hinauszuzögern, indem sie die Gehirnzellen vor Schäden durch Chemikalien, Ablagerungen und Verletzungen bewahren.

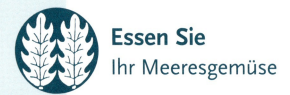

Essen Sie
Ihr Meeresgemüse

Tang und Meeresalgen sind Gemüse aus dem Meer, von denen man schon lange annimmt, dass sie das Leben verlängern, Krankheiten verhindern und Schönheit und Gesundheit verleihen können. Zu den häufig verwendeten Arten gehören Nori-Algenblätter (zum Einwickeln von Sushi), Kombu, Kelp, Dulce und Irisch Moos. Sie enthalten mehr Kalzium als Milch, mehr Eisen als Fleisch, mehr Proteine als Eier und sind zudem eine reichhaltige Quelle von Mikronährstoffen. Traditionell geht man davon aus, dass sie bei einem Kropf wirksam sind, Tumoren und Zysten auflösen können, Schwermetalle ausleiten, Wasseransammlungen verringern und das Abnehmen fördern. Also essen Sie Ihr Meeresgemüse! Darin befinden sich konzentriertere Nährstoffe als in dem Gemüse, das an Land wächst.

Gemüse
mit Eins-a-Nährstoffen

Wenn Ihre Mutter Sie aufgefordert hat, Ihre Brokkoli aufzuessen, dann hat sie schon etwas für die Verlängerung Ihres Lebens getan. Bestimmte Gemüsearten schützen besonders gut vor Krebs, einem der schlimmsten Killer in den industrialisierten Ländern. Dazu gehören vor allem Brokkoli, Paksoi, Rosen-, Blumen- und Weißkohl. Sie enthalten sekundäre Pflanzenstoffe, die dabei helfen, den Körper von krebsverursachenden Substanzen zu reinigen. Einer dieser Stoffe, Indole-3-Carbinol, ist ein starkes Antiöstrogen, welches das Wachstum östrogenempfindlicher Krebszellen in der Brust, im Dickdarm und in der Prostata einschränkt. Überdies sind die genannten Gemüsearten reich an Beta-Carotin, Vitamin C, E, Folsäure und Kalzium, von denen die meisten ebenfalls antioxidativ wirken.

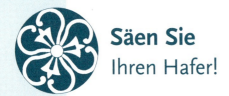

Säen Sie
Ihren Hafer!

Haferkleie, die äußere Hülle der Haferkörner, enthält viele lösliche Pflanzenfasern, die Cholesterol aufnehmen und rasch durch den Darm transportieren. Leider verzehren die meisten Leute ihren Hafer in Form von Flocken, die nur noch wenig von dieser wertvollen Hülle samt Beta-Glucan und Saponinen enthält. Das ungeschälte Haferkorn ist außerdem reich an Antioxidanzien, die der Oxidation von Cholesterol entgegenwirken und dadurch verhindern, dass sich die Blutfette an den Arterienwänden ablagern.

Weitere Vorzüge: Hafer verhindert Darmkrebs, indem er giftige Mineralien und Säuren bindet; er wirkt ausgleichend auf den Blutzuckerspiegel, indem er die Aufnahme von Kohlenhydraten verlangsamt; und die Saponine im Hafer erhöhen die Produktion von natürlichen »Killerzellen«, die wichtige Aufgaben im körpereigenen Immunsystem erfüllen. Ersetzen Sie Ihre Frühstücksflocken durch eine Schüssel warmen Haferbrei. Ihr Körper wird es Ihnen danken – viele Jahre lang.

Um schlanker zu werden,
füllen Sie Ihren Magen mit Suppe

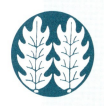

Übergewicht ist in der industrialisierten Welt zu einer Epidemie geworden. Dadurch nehmen auch Herzkrankheiten, Schlaganfälle, Krebs und Diabetes mit erschreckender Geschwindigkeit zu. Eine einfache Änderung Ihrer Ernährung kann das Risiko verringern, dass Sie ebenfalls zu den vorzeitig Verstorbenen gehören: Essen Sie mindestens einmal täglich Suppe. Eine gute Suppe, die wenig Salz enthält, versorgt Ihren Körper mit Nährstoffen und Flüssigkeit und reinigt ihn zugleich. Fazit: Wer täglich mindestens eine Tasse Suppe isst, verliert mehr Gewicht als andere, die genauso viele Kalorien, aber keine Suppe zu sich nehmen. Hausgemachte ist am besten, weil Konserven zu viel Salz und Chemikalien enthalten.

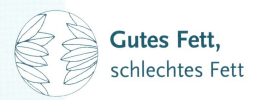

Gutes Fett,
schlechtes Fett

Nicht alle Fette sind schlecht. Aber wir müssen die nützlichen von den schädlichen unterscheiden. Es gibt drei Arten von Fett: solche mit einfach ungesättigten, mehrfach ungesättigten und gesättigten Fettsäuren.

Einfach ungesättigte wie beispielsweise Oliven-, Sesam-, Raps-, Mandel-, Lein- oder Fischöl sind gute Fette. Sie enthalten essenzielle Fettsäuren wie Omega 3 und Gammalinolensäure (GLS), die wichtig sind für die Entwicklung und Funktion des Gehirns, die Gesundheit der Gefäße, ein starkes Immunsystem, gesunde Haut, Fruchtbarkeit und die normale körperliche Entwicklung.

Mehrfach ungesättigte Fette – etwa Margarine, hydriertes Distel-, Sonnenblumen- und Maiskeimöl – haben ebenfalls essenzielle Fettsäuren. Doch diese sind stark raffiniert und enthalten große Mengen von Transfett (das erzeugt wird, wenn man pflanzliche Öle hydriert, um sie streichfähig zu machen). Transfett spielt eine wichtige Rolle bei der Entstehung von Herzkrankheiten und Krebs.

Die schlechten Fette sind gesättigte Fette und Transfette, die beim Frittieren entstehen: Butter, Palmöl, Erdnussöl, Kokosöl und Schweineschmalz. Diese erhöhen die Cholesterin- und Triglyzeridwerte im Blut, und damit steigt das Risiko von Herzinfarkten und Gehirnschlägen.

Gut gekaut
ist halb verdaut

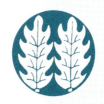

Um länger zu leben, müssen Sie freundlich zu Ihren Verdauungsorganen sein. Wie? Indem Sie jeden Bissen Nahrung mindestens dreißigmal kauen, bevor sie ihn schlucken. Wenn Sie das tun, werden die Speisen schon im Mund vorverdaut, weil unser Speichel das Enzym Ptyalin enthält. Der Magen braucht dann nicht so schwer zu arbeiten, und die wichtigen Vitamine und Nährstoffe können besser aufgenommen werden.

Meinen Patienten sage ich immer, dass ihr Magen keine Zähne hat. Er zerlegt die Nahrung allein mithilfe seiner Säfte und Säuren. Wenn man zu schnell isst, wird mehr Säure produziert; und das führt zu dem weit verbreiteten Problem des Sodbrennens, medizinisch auch als »saurer Reflux« bezeichnet. Ein weiterer Vorteil des gründlichen Kauens besteht darin, dass Sie sich mit weniger Nahrung satt fühlen und deshalb Ihr Gewicht auf einem gesünderen Niveau halten können.

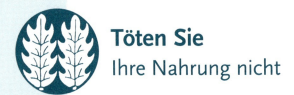

Töten Sie
Ihre Nahrung nicht

Um das Beste aus Ihrer Nahrung zu erhalten, sollten Sie behutsam mit ihr umgehen. Starke Hitze zerstört die meisten wichtigen Nährstoffe. Gemüse verliert beim Kochen beispielsweise die Hälfte seiner Vitamine. Beim Frittieren saugt sich die Nahrung mit Fett voll, und zudem entsteht dabei die schlimmste Art von Fett – Transfette, die Ihre Arterien verstopfen und das Krebsrisiko erhöhen können. Das Krebsrisiko kann auch steigen, wenn sie häufig gegrilltes Fleisch essen, das stark verbrannt oder geschwärzt ist. Töten Sie Ihre Nahrung nicht durch zu viel Feuer. Leicht gedämpfte, pfannengerührte oder vorsichtig gegrillte Speisen behalten ihren Nährwert.

»Rostschutzmittel«
in der Nahrung

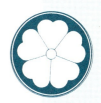

Alter führt zur Oxidation, und das bedeutet buchstäblich zum Verrosten. Wenn wir älter werden, bildet sich überall in unserem Körper Rost in Gestalt von Abfallstoffen, die sich ablagern – Harnsäure aus der Proteinverdauung, Milchsäure aus der Muskelarbeit, Karzinogene, die wir mit der Nahrung oder mit der Luft aus der Umgebung aufgenommen haben – mit dem Ergebnis, dass unsere Gelenke knirschen und schmerzen, während unsere Blutgefäße immer stärker verstopfen.

Antioxidanzien sind die »Rostschutzmittel« in der Nahrung, die freie Radikale neutralisieren und beseitigen, damit sie keinen Schaden mehr anrichten können. Unter den vielen antioxidativen Nährstoffen gilt Glutathion als das »Meister-Antioxidans«. Es kommt als natürlicher Bestandteil in Spargel, Avocados, Walnüssen und Fisch vor und setzt sich aus drei Aminosäuren zusammen: Glycin, Glutaminsäure und Cystein. Glutathion reguliert die Aktivität der Immunzellen, schützt vor Krebs, hilft bei der Synthese und Reparatur der DNA, trägt zur Entgiftung bei und verhindert die Aktivierung »schlafender« HIV-Viren. Ein Mangel an Glutathion kann bei Diabetes ebenso eine Rolle spielen wie bei geringen Spermienzahlen, Leber- und Herzkrankheiten und vorzeitiger Alterung.

Nüsse und Samen
halten uns jung

Schon eine Hand voll Nüsse und Samen täglich können dazu beitragen, unseren Kreislauf und Muskeltonus zu verbessern. Arginin ist eine Aminosäure, die man in Soja und anderen Bohnen findet, in Fischen und Meeresfrüchten, in vollwertigem Getreide, Eiern, Milchprodukten, Bierhefe und besonders reichlich in Nüssen und Samen. Unser Körper bildet diese nichtessenzielle Aminosäure in der Leber und nutzt sie in Stresszeiten, wodurch es zu einem Mangel kommen kann. Arginin ist hilfreich im Kampf gegen Herzkrankheiten, Impotenz, Unfruchtbarkeit und hohen Blutdruck; außerdem erleichtert es den Heilungsprozess. Seine Anti-Aging-Eigenschaften könnten damit zusammenhängen, dass es die Hypophyse an der Basis des Gehirns stimuliert. Die Hypophyse produziert das Wachstumshormon, dessen Menge bei Menschen nach dem 35. Lebensjahr stark zurückgeht. Wenn wir weniger Wachstumshormone haben, entwickelt der Körper schneller Alterungssymptome wie Fettablagerungen, Rückbildung von Muskelmasse und Nachlassen der Kraft, Abbau kognitiver Fähigkeiten und sexuelle Störungen.

Sesam öffne dich!
Das Passwort zu einem Schatz der Gesundheit

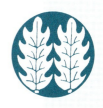

Das von den hundertjährigen Chinesen am häufigsten verwendete Öl ist Sesamöl, beliebt wegen seines nussigen Aromas, aber auch wegen seiner therapeutischen Eigenschaften. Die chinesische Medizin geht davon aus, dass Sesam Leber und Nieren tonisiert, die Blutbildung fördert, den Darm schützt und die Verdauung reguliert. Sesam ist reich an Phytat, einem Antioxidans, das vielleicht Krebs verhindern kann. Wissenschaftliche Untersuchungen haben gezeigt, dass das Öl einer bestimmten Sorte (Lignan Sesamin) den Cholesterolspiegel in der Leber und im Blut von Ratten drastisch senken kann. Um das Aroma zu verbessern und die Gesundheit zu fördern, sollten Sie regelmäßig Sesamsamen über Ihre Speisen streuen und auch das Öl verwenden.

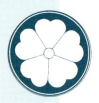

Wachstumshormone
aus Eiern und Getreide

Das menschliche Wachstumshormon ist zu einem der wichtigsten Elemente der Anti-Aging-Behandlung geworden, denn es verbessert die Lebensqualität vieler älterer Menschen ganz dramatisch. Zwar wird es hauptsächlich bei der Therapie von Kindern mit verzögertem Wachstum eingesetzt, aber es hilft auch gebrechlichen Patienten, indem es die Heilung und Reparatur von Gewebe fördert und die Gehirnfunktion, die Knochendichte, das Energieniveau sowie den Stoffwechsel im Allgemeinen verbessert. Doch diese Vorteile haben einen hohen Preis, weil der Einsatz des Wachstumshormons das Krebsrisiko deutlich steigen lässt. Ich rate zu einer solchen Therapie nur dann, wenn der Körper des Patienten auf natürliche Mittel – Ernährung, Heilkräuter, Akupunktur und Übungen zur Verbesserung des Energieflusses – nicht mehr reagiert. Den meisten Menschen empfehle ich, die körpereigene Produktion des Wachstumshormons mit GABA oder Gamma-Amino-Buttersäure anzuregen. Die nichtessenzielle Aminosäure GABA, ein ausgezeichneter Ersatz für das Wachstumshormon, ist enthalten in Soja und anderen Bohnen, Fisch und Meeresfrüchten, Vollkorngetreide, Eiern, Bierhefe, Nüssen und Samen. Vor allem nach körperlichen Aktivitäten regen Nahrungsmittel, die reich an GABA sind, die Hypophyse dazu an, Wachstumshormone abzugeben.

Apfelessig
für ein langes Leben

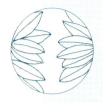

Wenn Sie Ihr Leben verlängern wollen, dann sollten Sie sich an denen orientieren, denen das gelungen ist. Überall in der Welt gehört Apfelessig für Hundertjährige zum täglichen Gesundheitsprogramm. Die darin enthaltene Essig- und Buttersäure fördern die Gesundheit von Magen und Darm, indem sie den pH-Wert ausgleichen und das Wachstum freundlicher Bifidobakterien begünstigen. Essig hat antiseptische und antibiotische Eigenschaften. Er kann auch dabei helfen, Arteriosklerose oder die Verhärtung der Arterienwände rückgängig zu machen und Gallen- und Nierensteine aufzulösen.

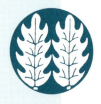

Honig,
das natürliche Antibiotikum

Honig, dessen antibiotische Eigenschaften schon lange bekannt sind, ist sehr viel nahrhafter als der raffinierte Industriezucker, dem die Vitamine und Mineralstoffe fehlen, die im natürlichen Honig enthalten sind. Bei Verbrennungen und Wunden kann ein Verband mit in Honig getränkter Gaze die Heilung fördern. In der Volksmedizin ist Honig als ein Mittel gegen Magengeschwüre und Sodbrennen bekannt, und in der westlichen Forschung gibt es Hinweise darauf, dass er das Wachstum von Helicobacter pylori stoppen kann, dem Bakterium, das für die meisten Magengeschwüre verantwortlich ist. Die Kaffeesäure im Honig könnte auch vorbeugend gegen Darmkrebs wirken. Nur eins ist zu beachten bei diesem köstlichen, nahrhaften Süßstoff, der gegen Bakterien wirkt: Weil roher Honig Botulismussporen enthalten kann, sollte man ihn nie Kindern unter einem Jahr geben.

Pilze sind die beste Nahrung
für ein langes Leben

In Asien schätzt man Pilze sowohl wegen ihres Geschmacks als auch wegen ihres therapeutischen Wertes. Im chinesischen Sagenschatz gibt es zahllose Geschichten über Menschen, die einen tausend Jahre alten Pilz entdeckten und unsterblich wurden. In einer zum Museum ausgebauten Stalaktitenhöhle in der Nähe von Kunming in China wird ein Reishi- oder Ganoderma-Pilz ausgestellt, der einen Durchmesser von mehr als 1,20 Meter hat und dessen Alter man auf über 800 Jahre schätzt! Es gibt mehr als 100 000 Pilzarten, von denen ungefähr 700 essbar sind. Viele Pilze, besonders Shiitake, Maitake, Reishi und »Wood Ear«, sind ausgezeichnete Anti-Aging-Mittel. Je nach Art können sie Polysaccharide, Sterole, Cumarin, Vitamine, Mineralstoffe und Aminosäuren enthalten, die das Immunsystem anregen, schlechtes Cholesterol senken, den Blutzucker regulieren und den Körper vor Viren oder Krebs schützen. Und wir müssen auch nicht mehr in den Bergen nach ihnen suchen – sondern sie liegen gebrauchsfertig im Naturkostladen oder im Asienladen für uns bereit.

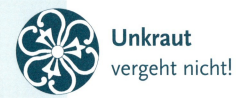

Unkraut
vergeht nicht!

Kletten sind seit langem dafür bekannt, dass sie überall gedeihen und sich ausbreiten. Seit Jahrtausenden schon wird die Klettenwurzel in Asien und Europa als Nahrung und Arznei genutzt, und erst kürzlich wurde sie als Adaptogen klassifiziert (eine natürliche Substanz, die dem Körper hilft, besser mit Stress und Umweltveränderungen fertig zu werden). Traditionell verarbeitet man sie zu einem nährenden Tonikum, um die Erholung von Krankheiten zu beschleunigen; und sie ist inzwischen auch ein beliebtes Mittel, das man unterstützend bei Rheuma, Leberkrankheiten und Krebs einsetzt. In Japan, wo die Menschen älter werden als in jedem anderen Land der Welt, gehört die Klettenwurzel zur täglichen Ernährung.

Geheimnisse
immergrüner Pflanzen

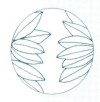

Die Taoisten, die in alter Zeit in den chinesischen Bergen lebten, beobachteten, dass in schneereichen Wintern nur immergrüne Bäume wie die Kiefer Vitalität zeigten. Durch Experimente entdeckten sie, dass man jeden Teil der Kiefer therapeutisch nutzen kann. Ein Tee aus Kiefernnadeln und -rinde gibt uns einen körperlichen und geistigen Energieschub, der Saft wirkt gegen Mikroben, und die Früchte nähren uns. Seither ist die Kiefer in der chinesischen Kultur ein Symbol des langen Lebens.

Das Pycnogenol in der Kiefer ist ein wirksames Antioxidans, das die Endothelzellen (die das Innere unserer Blutgefäße und unseres Herzens auskleiden) vor freien Radikalen schützt, Entzündungen hemmt und unsere Haut gesund erhält. Es gehört zu den wenigen Antioxidanzien, welche die Blut-Hirn-Schranke überwinden können, sodass es auch die Gehirnzellen vor Schäden bewahrt, die durch freie Radikale im Blut entstehen können. Pycnogenol wird als Nahrungsergänzung angeboten, aber man kann dieselben Flavonoide auch zu sich nehmen, indem man Kiefernfrüchte verzehrt.

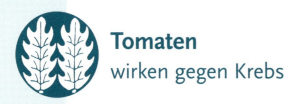

Tomaten
wirken gegen Krebs

Der rote Farbstoff in den Tomaten, das so genannte Lycopen, ist ein Antioxidans, dessen krebsverhütende Eigenschaften genau untersucht worden sind. Wenn man viele Tomaten isst, verringert man das Risiko, an Prostata-, Magen- oder Darmkrebs zu erkranken. Lycopen verhindert auch die Entwicklung von Krebszellen in Brust, Lunge und Gebärmutter. Tomaten enthalten reichlich Beta-Carotin, Vitamin A und C, senken das Risiko für Herzerkrankungen und Katarakt. Das ist doch nicht übel für eine Frucht, die noch Anfang des 19. Jahrhunderts in einigen Teilen der Welt als tödlich galt! (*Warnhinweis:* Die Symptome bei Arthritis und anderen Autoimmunerkrankungen können sich durch den Verzehr von Tomaten verschlimmern.)

Meersalz
liefert essenzielle Mineralien

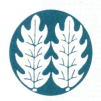

Vor der Geburt haben wir neun Monate im Fruchtwasser verbracht, dessen Zusammensetzung an das urzeitliche Salzwasser erinnert, aus dem das Leben hervorging. Es ist kein Wunder, dass der menschliche Körper Flüssigkeiten enthält, die weitgehend der Zusammensetzung des Meerwassers entsprechen. Im Meersalz befinden sich fast sechzig Spurenelemente, die unverzichtbar sind für die Bildung von Vitaminen, Enzymen und Proteinen, die unser Körper braucht. Salz unterstützt die allgemeine Entgiftung, und seine basischen Eigenschaften wirken ausgleichend bei Übersäuerung, die degenerativen Erkrankungen Vorschub leistet und die Entstehung von Krebs begünstigt.

Im Gegensatz dazu ist gewöhnliches Tafelsalz jedoch nichts weiter als Natriumchlorid und enthält keine zusätzlichen Mineralstoffe. Deshalb empfehle ich die Verwendung von unraffiniertem Meersalz. Natürlich sollte man es nur mäßig genießen, vor allem wenn man unter hohem Blutdruck leidet (vgl. den Abschnitt »Weniger Salz, mehr Jahre«, Seite 23). Außerdem ist es wichtig, für einen ausgeglichenen Kaliumspiegel zu sorgen, damit Nerven und Muskeln richtig arbeiten können. Zu den kaliumreichen Nahrungsmitteln gehören Blattgemüse, Soja, Vollkorngetreide, Kartoffeln, Bananen und die meisten Obstsorten.

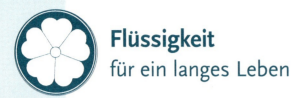

Flüssigkeit
für ein langes Leben

Seit Urzeiten wird Wasser wegen seiner therapeutischen Eigenschaften geschätzt. Hundertjährige in aller Welt schwören auf einheimisches Wasser als Quelle eines langen Lebens. Wissenschaftler stimmen zu, dass das Wasser in bestimmten Regionen dazu beitragen kann, die Bewohner gesund zu erhalten und ihr Leben zu verlängern. Die betreffenden Quellen zeichnen sich alle durch ihre Reinheit aus. Und es ist nicht überraschend, dass sie alle weit von jeder Stadt entfernt liegen.

Leitungswasser in städtischen Gebieten enthält – zumindest in kleinsten Mengen – Pestizide, Abfallstoffe aus der Industrie, Chlor, Fluoride und andere Chemikalien. Brunnenwasser und das Wasser aus Bergbächen ist in manchen Gegenden wegen des sauren Regens und des hohen Gehalts von Mineralien im Grundwasser kaum besser.

Es gibt inzwischen viele verschiedene Wasserfilter, mit deren Hilfe sich Verunreinigungen beseitigen lassen. In den besten befindet sich Aktivkohle, die das Wasser reinigt, ohne gleichzeitig die wasserlöslichen Mineralstoffe zu entfernen. Verzichten Sie auf Wasserenthärter, die essenzielle Mineralien entfernen, und bewahren Sie kein Wasser in Plastikbehältern auf, weil die darin enthaltenen polychlorierten Biphenyle (PCBs) ins Wasser übergehen.

Ein entzündungshemmender
Stoff im Salat

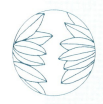

Die Nachtkerze wurde von den nordamerikanischen Ureinwohnern und Asiaten jahrhundertelang benutzt, um Beschwerden bei Arthritis, Magenstörungen, Halsschmerzen, Hämorrhoiden und blauen Flecken zu lindern. Nachtkerzenöl ist reich an Gamma-Linolen-Säure (GLA), einer Omega-6-Fettsäure, die entzündungshemmend wirkt. Dadurch ist das Öl ein gutes Mittel gegen rheumatoide Arthritis, Nervenschäden und Gedächtnisstörungen bei Alzheimer-Patienten. Weil GLA die Übertragung von Nervenimpulsen fördert, könnte es auch bei multipler Sklerose (MS) hilfreich sein. Nachtkerzenöl wird als Nahrungsergänzung in Kapseln angeboten, ist aber auch ebenso als Öl in Flaschen verfügbar. Verwenden Sie es bei der Zubereitung Ihrer Salatsauce.

Die beste Farbe für gesundes Blut:
Kirschrot

Chinesische Forscher beobachten schon lange, dass Kirschen Diabetiker gesund erhalten. Man hat festgestellt, dass die Antioxidanzien, die in den dunklen Pigmenten von Kirschen, Trauben und Beeren enthalten sind, die Insulinproduktion in den dafür zuständigen Zellen der Bauchspeicheldrüse von Tieren anregen. Diese Stoffe, die man »Anthocyanine« nennt, können auch vor Herzkrankheiten, Krebs und Arthritis schützen. Deshalb sollten Sie sich reichlich Kirschen und andere dunkelrote Früchte gönnen, um Ihren Blutzuckerspiegel zu regulieren und bei guter Gesundheit ein hohes Alter zu erreichen.

Olivenöl
optimiert den Blutdruck

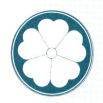

Olivenöl, das in der Mittelmeerküche zu den Grundnahrungsmitteln gehört, hat nachweislich eine positive Wirkung auf die Blutfette und kann auch den Blutdruck senken. Ungefähr 60 Prozent der Schlaganfälle und etwa die Hälfte aller Herzkrankheiten lassen sich nach Angaben der Weltgesundheitsorganisation auf überhöhten Blutdruck zurückführen, der jährlich weltweit für etwa 7,1 Millionen Todesfälle verantwortlich ist.

In einer neueren Studie heißt es, der Verzehr von Olivenöl verhalte sich umgekehrt proportional zum systolischen und diastolischen Blutdruck. Mit anderen Worten: Wer mehr Olivenöl zu sich nimmt, hat einen niedrigeren Blutdruck. Verwenden Sie es beim Kochen und auch für Salate – Ihr Blutdruck wird es Ihnen danken.

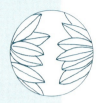

Kohlensäure
ist schlecht für die Knochen

Sprudelgetränke enthalten Phosphorsäure, die den Kalziumstoffwechsel schädigt und die Knochenmasse verringert. Das bedeutet, dass Ihr Osteoporoserisiko steigt, wenn Sie Limonade und Wasser mit Kohlensäure trinken. Bestimmte Arten von Quellwasser enthalten natürliche Kohlensäure, doch leider haben auch sie einen hohen Anteil Phosphorsäure. Für ein gesundes langes Leben brauchen Sie starke Knochen, und deshalb ist es am besten, wenn Sie Ihren Durst mit Tee, verdünnten Fruchtsäften und Quellwasser ohne Kohlensäure löschen.

Koffeinfrei
sollte Ihr Kaffee sein

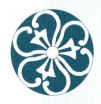

Wenn Sie unter Stress, Ängsten, Gedankenzudrang oder Schlaflosigkeit leiden, dann wissen Sie wahrscheinlich längst, was Sie zu tun haben: weg mit dem Koffein. Es stimuliert das zentrale Nervensystem und stört Ihre Versuche, den Körper zu entspannen und den Geist zu beruhigen. Wenn Sie trotzdem gern Kaffee trinken, könnten Sie es mit einem entkoffeinierten versuchen – aber Vorsicht: Viele kommerzielle Kaffeeanbieter entkoffeinieren mithilfe von Methylenchlorid, einer Chemikalie, die den Sauerstofftransport im Blut behindert. Dadurch muss das Herz mehr leisten, wenn der Sauerstoffbedarf der Zellen trotzdem gedeckt werden soll.

Falls Sie unter Angina Pectoris leiden und deshalb auf entkoffeinierten Kaffee umgestellt haben, wollen Sie natürlich auch sicher sein, ein Produkt zu verwenden, das mit einer anderen Methode (ein Wasserprozess) entkoffeiniert wurde. Prüfen Sie das Etikett, wenn Sie in Ihrem Naturkostladen Kaffee kaufen.

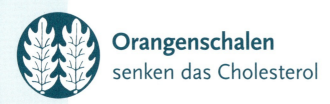

Orangenschalen
senken das Cholesterol

In der chinesischen Medizin werden Orangenschalen traditionell verwendet, um die Verdauung fetter und schwerer Speisen zu verbessern, und in der chinesischen Küche findet man Orangenschalen oft in Gerichten, die rotes Fleisch enthalten. Tatsächlich können Orangenschalen das Cholesterol vielleicht besser senken als manche der heute üblichen Medikamente, und das ohne Nebenwirkungen. Untersuchungen zeigen, dass bestimmte Stoffe, die so genannten polymethosylierten Flavone, die man in den Pigmenten von Orangen und Mandarinen findet, das schlechte Cholesterol (LDL) senken, ohne die Konzentration des guten Cholesterols (HDL) zu beeinflussen. Wenn Sie also das nächste Mal eine eher fettige Mahlzeit zubereiten, dann sorgen Sie dafür, dass (unbehandelte) Orangenschalen mit dabei sind.

Sie können buchstäblich
Ihr Herz krank essen

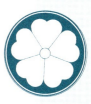

Wenn Sie zu viel essen, setzen Sie Ihr Herz einer der schlimmsten Arten von Stress aus, denn Sie belasten dadurch jedes System Ihres Körpers, und Ihr Kreislauf muss eine Menge Zusatzarbeit leisten. Vor allem aber: Wenn sich der Magen durch zu viel Nahrung zu stark ausdehnt, dann drückt er die Hauptschlagader und die Arterien im Oberbauch zusammen und presst auch gegen das Zwerchfell. Das schränkt die Bewegungsmöglichkeiten für Lunge und Herz ein und kann zu ernsthaften Herzkrankheiten führen. Seien Sie also gutherzig und essen Sie mäßig.

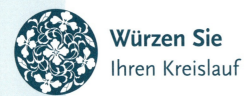

Würzen Sie
Ihren Kreislauf

Wenn wir scharf gewürzte Nahrung zu uns nehmen, bekommen wir meist ein rotes Gesicht, die Körpertemperatur steigt, und wir schwitzen. Das zeigt an, dass sich unsere Blutgefäße erweitern und das Blut schneller fließt. Viele Gewürze, vor allem Knoblauch, Zwiebeln, Cayenne und Kurkuma, können nachweislich die Bildung von Blutgerinnseln verhindern und die Durchblutung verbessern. Um Ihr Blut gesund zu erhalten, sollten Sie solche Gewürze verwenden und das Blut fließen lassen.

Hausputz
für den Körper

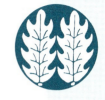

Pflanzenfasern, auch »Zellulose« genannt, wirken wie ein Besen, der Giftstoffe aus den Därmen fegt. Sie verhindern auch, dass die Leber Cholesterol produziert, und leiten aufgestaute Gallenflüssigkeit ab, die Gallensteine oder Gelbsucht verursachen könnte. Drei Nahrungsmittel, die viel Zellulose enthalten, sind Haferkleie, Soja und Grapefruit. Wählen Sie Ihren »Besen« aus und halten Sie Hausputz.

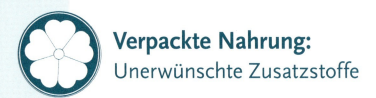

Verpackte Nahrung:
Unerwünschte Zusatzstoffe

Die drei am weitesten verbreiteten Zusatzstoffe, die man benutzt, damit verpackte Nahrung ihre Farbe behält, nicht verdirbt und ein besseres Aroma bekommt, sind Sulfite, Nitrate und Glutamat. Sulfite können schwere allergische Reaktionen wie Asthma verursachen. Nitrate verbinden sich in der Nahrung mit Aminen und bilden Nitrosamine, die neurologische Schäden oder Krebs verursachen können. Viele Menschen bekommen nach dem Verzehr von Glutamat Kopfschmerzen, und eine hohe Konzentration dieser Substanz verursacht bei Tieren Blindheit. Andere Zusatzstoffe wie künstliche Farbstoffe und Aromen lösen im Tierversuch Krebs aus. Um Ihr Leben zu verlängern, sollten Sie Zusatzstoffe in der Nahrung meiden – kaufen Sie möglichst alles naturbelassen.

Sie essen natürlich –
tut Ihre Nahrung das auch?

Fleisch, Geflügel und Milchprodukte aus der konventionellen Landwirtschaft können – trotz Verboten, Verordnungen und Richtwerten – mehr oder weniger große Mengen an Pestiziden, Hormonen und Antibiotika enthalten, die schädlich für Ihre Gesundheit sind. Rechnen Sie dazu noch das Risiko, dass das Fleisch von kranken Tieren stammt, die nicht artgerecht gehalten wurden, dann ergeben sich daraus gute Argumente, zum Vegetarier zu werden ...

Industriell eingesetztes Tierfutter steckt in vielen Ländern voller Wachstumshormone, Farbstoffe, Pestizide und Medikamente. Und das ist noch nicht alles: Von den Hunderttausenden Tonnen Geflügel, die jedes Jahr für den menschlichen Verzehr nicht zugelassen werden, hauptsächlich weil die Tiere krebskrank waren, wird ein beträchtlicher Teil zu Tierfutter verarbeitet! Und in den USA beispielsweise setzt man diesem mehr als 40 Prozent der dortzulande hergestellten Antibiotika zu. Wenn Menschen das Fleisch von Tieren essen, die so gefüttert wurden, und die Medikamente anschließend über die Ausscheidungen wieder an die Umwelt abgeben, können sich daraus letztlich antibiotikaresistente Bakterienstämme entwickeln, die uns krank machen oder sogar töten. Deshalb sollten Sie möglichst nur Fleisch von Tieren verzehren, die aus ökologischer Freilandhaltung stammen – im Interesse Ihrer Gesundheit, Ihres Seelenfriedens und Ihres Wohlbefindens.

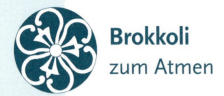

Brokkoli
zum Atmen

Unsere Lebenserwartung verhält sich direkt proportional zu unserer Lungenkapazität. Bei den meisten Menschen, die in oder nahe bei großen Städten leben, führen Abgase und Passivrauchen zu einem raschen Abbau der Lungenkapazität und erhöhen das Risiko, an Lungenkrebs zu erkranken. Gemüse- und Obstsorten wie Brokkoli und Äpfel sind jedoch reich an Antioxidanzien, die solche Auswirkungen abmildern können. Bei einer Untersuchung konnte gezeigt werden, dass Menschen, die mehr als fünf Äpfel pro Woche aßen, eine bessere Lungenfunktion hatten als andere, die keine Äpfel aßen. Nachgewiesen wurde auch, dass wichtige Gemüsearten wie Brokkoli, die das Antioxidans Isothiocyanat enthalten, das Lungenkrebsrisiko deutlich senken können.

Die Knochen stärken
mit Orangensaft

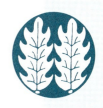

Der Verlust von Knochensubstanz, ein langsamer, unvermeidlicher Teil des Alterungsprozesses, kann zu lebensbedrohlichen Frakturen führen, wenn er zu stark oder zu schnell voranschreitet. Kalzium und Vitamin D sind beide unverzichtbar für die Knochengesundheit. Traditionell galt Kuhmilch als ideale Nahrung für starke Knochen, aber viele Menschen vertragen den Milchzucker schlecht. Neuere Untersuchungen zeigen nun, dass unser Körper Vitamin D und Kalzium aus Orangensaft genauso gut aufnehmen kann wie aus Milch. Und Orangensaft ist nicht nur gut für Ihre Knochen, sondern steckt auch voller Vitamin C, das ein sehr wirksames Antioxidans ist.

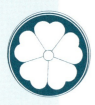

Gewürze machen das Beste
aus Ihrer Nahrung

Bei der Verdauung müssen viele Organe zusammenwirken, um die zahllosen Nährstoffe zu erschließen, aufzunehmen und zu verarbeiten. Ohne eine gesunde Verdauung kann es zur Mangelernährung kommen, bei der sich Giftstoffe im Körper aufstauen, die ein schnelles Altern und degenerative Krankheiten verursachen. Typische Symptome einer gestörten Verdauung sind Auftreibung, Blähungen, Magenverstimmung, Verstopfung, Durchfall und Müdigkeit.

Viele Küchenkräuter und Gewürze fördern eine gesunde Verdauung. Dazu gehören Dill, Oregano, Basilikum, Koriander, Rosmarin, Lorbeer, Ingwer, Fenchel, Anis, Kardamom und andere. Verwenden Sie diese Gewürze beim Kochen oder trinken Sie nach dem Essen einen Tee daraus.

Essen Sie Ihren Spinat,
und Sie werden besser sehen können

Popeye wusste immer schon, dass Spinat uns stark macht, und neue Untersuchungen sind nun zu dem Ergebnis gekommen, dass er auch unsere Sehfähigkeit verbessert: Jedes Jahr entwickelt einer von sechs Amerikanern, die über 55 Jahre alt sind, eine Makuladegeneration (in Deutschland sind es zirka 6 Prozent), und 1,2 Millionen leiden unter einem starken Nachlassen der Sehkraft. Spinat enthält große Mengen der Antioxidanzien Lutein und Zeaxanthin, die unsere Retina vor der altersbedingten Makuladegeneration schützen. Und da Fett dem Körper hilft, das Lutein besser aufzunehmen, sollten Sie Ihren Spinat mit etwas Olivenöl sautieren.

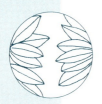

Hirse schlägt Weizen
und sogar braunen Reis

Hier stelle ich nun ein Anti-Aging-Mittel vor, von dem die meisten Leute im Westen in diesem Zusammenhang noch nichts gehört haben: Hirse. Viele hundertjährige Chinesen haben Hirse zu einem ihrer Hauptnahrungsmittel gemacht, vor allem, wenn der Reis nach schlechten Ernten knapp ist.

Hirse gehört zu den ersten Getreidearten, die kultiviert wurden. Sie ist leicht anzubauen und war in China jahrtausendelang ein Grundnahrungsmittel, bevor sie durch Reis als wichtigstes Getreide ersetzt wurde. Ironischerweise enthält Hirse mehr Antioxidanzien einschließlich Vitamin E als brauner Reis. Zudem findet man in der Kleieschicht der Hirse mehr unlösliche Pflanzenfasern als in Weizenkleie. Hirsemehl kann Weizenmehl auch beim Backen ersetzen.

Artischocken:
Erste Hilfe für Ihre Leber

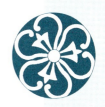

Durch die chemische Verseuchung der Welt, in der wir leben, ist die Leber bei den meisten Menschen mit Chemikalien überlastet und funktioniert nicht optimal. Da kann die Artischocke helfen. Sie ist ein köstliches Gemüse und gleichzeitig ein wirksamer Leberschutz, weil sie ein Flavonoid namens »Silymarin« enthält. Silymarin hat starke antioxidative Eigenschaften und kann, wie Tierexperimente gezeigt haben, die Leber vor Vergiftung und Krebs schützen. Deshalb sollten Sie während der nächsten Saison öfter mal zu gedämpften Artischocken greifen, um Ihre Leber bei der Arbeit zu unterstützen.

Krebs und Fett:
Was die Statistik sagt

Die Menschen in den westlichen Zivilisationen konsumieren mit ihrer täglichen Nahrung enorme Mengen Fett. Manchmal sind es 40 bis 50 Prozent ihrer täglichen Kalorienaufnahme. Nahrungsmittel, die einen hohen Anteil tierischer Fette enthalten, sind immer wieder mit Krebs in Verbindung gebracht worden. Untersuchungen zeigen, dass Männer und Frauen, die jeden Tag Fleisch essen oder mehr als dreimal pro Woche Butter oder Käse zu sich nehmen, ungefähr dreimal häufiger Brustkrebs oder Prostatakrebs entwickeln als andere, die solche Nahrungsmittel mit viel tierischem Fett nur selten oder gar nicht verzehren. Um Ihren Fettbedarf zu decken, sollten Sie sich also an gute Fette halten: Dazu gehören Fette und Öle aus Hülsenfrüchten, Bohnen und anderen Gemüsearten ebenso wie Öle aus Nüssen und Samen.

Wenn es um Protein geht,
ist weniger mehr

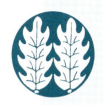

Wie sich inzwischen zeigt, kann die proteinreiche Ernährung in westlichen Ländern fatale Folgen haben: Osteoporose und Nierenversagen. Im Rahmen des Proteinstoffwechsels müssen Ihre Nieren überschüssige Bestandteile des Proteins ausscheiden, namentlich Aminosäuren. Um diesen Prozess abzuschließen, neutralisieren die Nieren die Säuren, indem sie diese an Kalzium binden; und damit verbrauchen Sie die Vorräte, die der Körper von diesem wichtigen Mineral gespeichert hat.

In den westlichen Ländern tritt Osteoporose beispielsweise wesentlich häufiger auf als in China, wo sich die Menschen überwiegend vegetarisch ernähren und weniger Eiweiß zu sich nehmen. Es gibt auch Hinweise darauf, dass ein Übermaß an Protein die Nierenfunktion schwächt. Bei Untersuchungen von Tieren mit chronischen Nierenproblemen konnte deren Lebenszeit einfach durch eine Reduktion der Eiweißaufnahme um bis zu 50 Prozent verlängert werden.

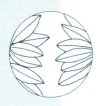

Ernähren Sie sich vom
unteren Ende der Nahrungskette

Seit der industriellen Revolution verschmutzen von Menschen hergestellte Chemikalien und Gifte wie Pestizide, Herbizide, Schwermetalle und die Radioaktivität unsere Umwelt und gelangen auch in unsere Nahrung. Je höher man sich in der Nahrungskette nach oben bewegt, desto konzentrierter werden diese Gifte, und umso größere Gefahren gehen von ihnen aus. An der Spitze befinden sich beim »Seafood« beispielsweise große Tiere wie Schwert- und Thunfisch, die selbst kleinere Fische fressen, die wiederum kleinere fressen – usw. Die winzigsten Fische am unteren Ende der Nahrungskette ernähren sich von Algen und pflanzlichem Plankton. Die Toxine im Körper der Fische sind also umso gefährlicher, je höher sie in der Nahrungskette angesiedelt sind.

Ähnlich verhält es sich auch auf dem Trockenen. Wir als »Landtiere« essen deshalb am besten das, was aus dem untersten Teil der Nahrungskette stammt: Bohnen, Hülsenfrüchte, Obst, Nüsse, Samen und andere Pflanzen, wobei wir darauf achten sollten, dass sie aus ökologischem Anbau kommen.

Achten Sie
auf Qualität beim Öl

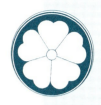

Öle aus Pflanzen, Nüssen und Samen versorgen uns mit essenziellen Fettsäuren, die unverzichtbar für unsere Gehirn- und Nervenfunktionen sind. Doch die handelsüblichen Pflanzenöle sind nicht nur potenziell mit Schadstoffen belastet, sondern mussten auch während der Verarbeitung chemische Prozessen und Hitzeeinwirkungen durchlaufen, wodurch ihr ursprünglicher Wert zerstört wurde: Extraktion, Destillation, Kochen, Raffinieren, Bleichen, Entschäumen und Zusatz von Konservierungsmitteln. Und außerdem waren sie dem Licht und der Luft ausgesetzt. All das zerstört die Qualität des Öls und verursacht die Bildung von freien Radikalen, wodurch der eigentliche Sinn des Verzehrs von essenziellen Fettsäuren in sein genaues Gegenteil verkehrt wird. Kaufen Sie deshalb nur kalt gepresste Öle aus ökologischer Herstellung, die minimal verarbeitet wurden, und achten Sie darauf, sie innerhalb von drei Monaten zu verbrauchen. Oliven-, Walnuss-, Lein- und Sojaöl sind die besten Empfehlungen. Stellen Sie es in dunklen Glasbehältern in den Kühlschrank, damit es nicht ranzig wird.

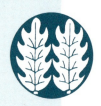
Die Nebenwirkungen
des Zuckers sind nicht so süß

Der Durchschnittsdeutsche verzehrt jedes Jahr zirka 34 Kilo Zucker. Der größte Teil davon wird als Fett im Körper gespeichert, wodurch das Krebsrisiko steigt und das Immunsystem geschwächt werden kann. Wenn Versuchspersonen Zucker bekommen, sinkt die Zahl der weißen Blutzellen anschließend für mehrere Stunden. Das gilt für verschiedene Zuckerarten einschließlich Fruchtzucker, Glukose, Honig und Orangensaft. Bei einer anderen Untersuchung entwickelten Ratten, die mit viel Zucker gefüttert wurden, deutlich häufiger Brustkrebs als normal ernährte Artgenossen. Wenn Sie sich also ein langes Leben wünschen, dann sollten Sie es sich nicht mit Zucker versüßen.

Die bittere Wahrheit
über künstliche Süßstoffe

Es ist erstaunlich, wie viele gesundheitsbewusste Menschen bedenkenlos Diätlimonaden trinken, die künstliche Süßstoffe wie Aspartam, Sucralose oder Saccharin enthalten. Alle diese Stoffe gefährden unsere Gesundheit und können unser Leben verkürzen. So weiß man beispielsweise von Saccharin, dass es krebserregend ist und bei Ratten Blasenkrebs auslösen kann. Die meisten Leute gehen von der irrigen Annahme aus, diese kalorienfreien Getränke würden ihnen helfen, ihr Wunschgewicht zu erreichen. Aber keine einzige Studie konnte bisher zeigen, dass künstliche Süßstoffe in dieser Hinsicht irgendwelche Vorteile haben. Wenn Sie wieder einmal Lust auf Süßes haben, sollten Sie Äpfel, Kirschen oder Trauben essen. Sobald sich Ihr Gaumen umgewöhnt hat, werden diese gesunden Leckereien Ihnen genauso gut schmecken wie Bonbons.

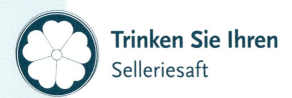

Trinken Sie Ihren
Selleriesaft

Hoher Blutdruck, die Seuche unserer modernen Zeit, ist die grundlegende Ursache von Schlaganfällen, Herzkrankheiten und Nierenversagen. Eine alte chinesische Arznei gegen diese Beschwerde ist Selleriesaft, den Sie in einem Mixer oder Entsafter selbst herstellen können. Wenn Sie täglich ein oder zwei große Gläser davon trinken, beugen Sie hohem Blutdruck vor oder tragen dazu bei, Ihren Blutdruck wieder auf normale Werte zu senken. Außerdem ist Sellerie bekannt dafür, dass er präventiv gegen Gicht und andere Arten von Arthritis wirkt. Untersuchungen zeigen, dass Selleriestängel mehr als ein Dutzend entzündungshemmender Wirkstoffe enthalten, darunter das so genannte Apigenin, einen Cox2-Inhibitor, der manchen entzündungshemmenden Medikamenten ähnlich ist – aber in seiner natürlichen Form keine Nebenwirkungen hat. Machen Sie es also den Chinesen nach, die schon seit Jahrhunderten täglich ihren Sellerie essen (und trinken), um ihr Leben zu verlängern.

Anti-Aging
mit Perlenpulver

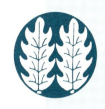

Die medizinische Verwendung von zerstoßenen und pulverisierten natürlichen Perlen ist in der chinesischen Medizin seit 2000 Jahren bekannt. Vom chinesischen Kaiserhaus wegen seiner angeblich jung erhaltenden Eigenschaften geschätzt, wurde und wird Perlenpulver traditionell in Kräuterarzneien und Salben verwendet und einmassiert, um eine vorzeitige Hautalterung zu vermeiden, Hautentzündungen und Akne zu beseitigen, die Sehfähigkeit zu verbessern und den Geist zu beruhigen. Natürliche Perlen sind reich an Mineralien, die positiv auf die Haut wirken. Insofern sind sie nicht nur schön anzusehen, sondern haben noch weit mehr zu bieten.

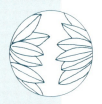

Pflaumen
haben viele Vorzüge

Es mag Sie überraschen, dass die Pflaumen, die Ihre Großmutter täglich als Verdauungshilfe zu sich nahm, auf der Skala der Nahrungsmittel mit der höchsten Fähigkeit, Sauerstoffradikale aufzunehmen (ORAC-Skala), an oberster Stelle stehen. Diese Skala wurde entwickelt, um die antioxidativen Bestandteile von Nahrungsmitteln einzuschätzen. Je weiter oben ein Lebensmittel auf dieser Skala steht, desto größer ist seine Fähigkeit, zellschädigende freie Radikale zu neutralisieren, die Krebs auslösen können. Rosinen, Blau- und Brombeeren stehen hier ebenfalls hoch oben. Deshalb sollten Sie täglich Pflaumen essen, um deren krebsvorbeugende Eigenschaften zu nutzen – und Ihrer Großmutter für ihr gutes Beispiel danken.

Chicorée
für ein starkes Herz

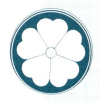

Chicorée ist ein Gemüse, das in China und in Teilen Europas gegessen wird. In den USA ist es eher üblich, die Zichorienwurzel zu rösten und als Kaffeeersatz zu nutzen. Chicorée enthält Inulin, von dem man weiß, dass es zur Vorbeugung und Behandlung auf Gefäßerweiterungen beruhender (kongestiver) Herzkrankheiten geeignet ist. Eine Untersuchung der regulierenden Auswirkungen auf das Herz hat gezeigt, dass Chicorée einen zu raschen Herzschlag verlangsamen kann und in dieser Hinsicht ähnlich wie das Arzneimittel Digitalis wirkt. Außerdem trägt es dazu bei, den Cholesterinspiegel zu senken, und verlangsamt die Arterienverhärtung.

Um die Schlagkraft Ihres Herzens zu stärken, sollten Sie sich deshalb nicht nur fettarm sowie ballaststoffreich ernähren und einen aktiven Lebensstil pflegen, sondern auch regelmäßig Chicorée genießen oder ein Zichoriengetränk zu sich nehmen.

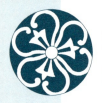 # Spargel – eine natürliche Waffe
gegen das Altern

Wenn es um die Anti-Aging-Wirkung geht, dann hat der wohlschmeckende Spargel eine Menge zu bieten. Er ist reich an Kalium, Vitamin A und Folsäure, die einen wichtigen Schutz vor Krebs bietet. Spargel wirkt darüber hinaus präventiv sowohl gegen Harnwegsinfektionen als auch gegen Nierensteine. Er enthält zudem viel Glutathion, eine Aminosäure mit starken antioxidativen Eigenschaften, von der man weiß, dass sie der Entwicklung von Krebs und auch Alterungsprozessen entgegenwirkt. Chinesische Spargelwurzel, eine nahe Verwandte des im Westen so beliebten Gemüsespargels, wird seit über 2000 Jahren zur Förderung der Langlebigkeit eingesetzt.

Die Hunza
und ihr Jungbrunnen

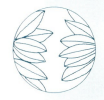

Die in den Bergen des Himalajas lebenden Hunza sind für ihr hohes Alter berühmt, und ihr Lebensstil bestätigt eine weithin bekannte Weisheit: Sie waren aktive Bauern, lebten in einer unbelasteten Umgebung, ernährten sich überwiegend vegetarisch, führten ein harmonisches Leben ohne Interesse an Luxus oder Trubel und legten großen Wert auf eine funktionierende Gemeinschaft und einen engen Zusammenhalt innerhalb der Familie. Weniger bekannt ist in der Öffentlichkeit, welche Bedeutung die Aprikosen als Grundnahrungsmittel für die Hunza hatten. Forschungsergebnisse zeigen, dass Aprikosen von allen Nahrungsmitteln die größte Menge und Vielfalt an Carotinoiden enthalten. Carotinoide sind Antioxidanzien, die präventiv gegen Herzkrankheiten wirken, »schlechtes« Cholesterol reduzieren und vor Krebs schützen.

Nach den Lehren der chinesischen Medizin tonisieren Aprikosenkerne das Atmungssystem, heilen Husten sowie Asthma und enthalten viele essenzielle Fettsäuren. Nur eine Vorsichtsmaßnahme sollten Sie beachten: Die Spitze des Aprikosenkerns enthält den Wirkstoff Laetrile (Vitamin B_{17}), der in größerer Menge gesundheitsschädlich sein kann. Deshalb sollten Sie diese Spitze entfernen und nicht mehr als fünf Aprikosenkerne pro Tag zu sich nehmen.

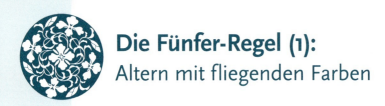

Die Fünfer-Regel (1):
Altern mit fliegenden Farben

Seit Jahrtausenden haben die chinesischen Mediziner beobachtet, dass es im Universum wie auch in unserem Körper fünf grundlegende Energien gibt (die so genannten Fünf Elemente [Wu-hsing], vgl. auch Seite 296 ff.). Diese Energien werden durch Holz, Feuer, Erde, Metall und Wasser repräsentiert. Jedes dieser Symbole hat eine korrespondierende Farbe: Grün für Holz, Rot für Feuer, Gelb und Orange für Erde, Weiß für Metall, Schwarz, Blau oder Purpur für Wasser. In des Gelben Kaisers Klassiker der Medizin heißt es, dass Gesundheit und Langlebigkeit vom Gleichgewicht aller fünf grundlegenden Energien abhängen. Bei jeder Kategorie von Nahrungsmitteln müssen alle korrespondierenden Farben verzehrt werden. Das tägliche Gemüse sollte also etwas Grünes, etwas Rotes usw. enthalten. Für Obst, Nüsse, Bohnen und Getreide gilt dasselbe.

Die Fünfer-Regel (2):
Gemüse in Regenbogenfarben

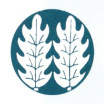

Um ein Gleichgewicht aller fünf grundlegenden Energien zu erreichen, sollten Sie täglich Gemüsearten in den entsprechenden Farben zu sich nehmen. Für Grün (Holz) reicht das Angebot von Spargel bis zum dunklen Grün von Spinat, Brokkoli und Grünkohl. Rot (Feuer) finden Sie in scharfen roten Chilis, roten Paprika oder Roten Bete. Gelb/Orange (Erde) wird repräsentiert durch Kürbis, Squash und Yams. Weißes Gemüse (Metall) könnte Blumenkohl, Kohlrabi oder Rettich sein. Die dunklen Farben des Wassers finden Sie schließlich bei Auberginen, Algen oder schwarzen Pilzen.

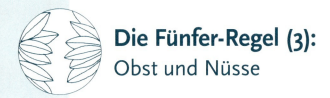

Die Fünfer-Regel (3):
Obst und Nüsse

Auch beim Verzehr von Obst und Nüssen sollten Sie das Farbspektrum berücksichtigen. Die Farbe Grün wird beim Obst durch Limonen und Melonen repräsentiert; bei den Nüssen und Samen bieten sich hier Kürbiskerne und Pistazien an. Beim roten Obst könnten Sie sich für Äpfel, Tomaten oder Kirschen entscheiden; als rote Nüsse dürfen Pecans gelten. Gelb/Orange bedeutet beim Obst beispielsweise Papayas, Mangos oder Orangen, bei den Nüssen Mandeln oder Cashewkerne. Als weißes Obst bieten sich Birnen oder Bananen an; weiße Nüsse sind Kiefernfrüchte und Macadamias. Die dunklen Farben beim Obst werden repräsentiert durch Blau- und Brombeeren, Rosinen und Feigen; entsprechende Nüsse und Samen sind Kastanien, Walnüsse und schwarzer Sesam.

Die Fünfer-Regel (4):
Hülsenfrüchte und Getreide

Die Fünferregel gilt auch für Bohnen und Getreide. Aus jeder Gruppe sollten Sie täglich jede Farbe verzehren. Grün wird repräsentiert durch Linsen und Mungbohnen bei den Hülsenfrüchten und durch Roggen beim Getreide. Rot: Adzukibohne, rote Linsen und rote Bohnen als Hülsenfrüchte sowie Buchweizen und Amaranth als Getreide. Gelb/Orange: Kichererbsen und Wachsbohnen, Mais und Hirse. Weiß: Sojabohnen und weiße Bohnen, Reis und Gerste. Dunkel: schwarze Bohnen und blaue Bohnen, Quinoa und schwarzer Wildreis. Folgen Sie dem Rat des Gelben Kaisers in jeder Kategorie, und Sie werden fast 600 Carotinoide zu sich nehmen, mächtige Antioxidanzien, die freie Radikale abfangen, um Krebs zu verhindern und dafür zu sorgen, dass Sie besser sehen, riechen und hören.

2. Wie wir heilen:

Kräuter, Arzneien und Elixiere

In meinen Untersuchungen über Kulturen aus aller Welt, in denen die Menschen besonders lange leben, fielen die Hundertjährigen aus China besonders auf, weil sie eine Vielzahl tonisierender Kräuter zu sich nahmen. Diesen Gebrauch der Heilkräuter haben die chinesischen Taoisten, die ersten Anti-Aging-Wissenschaftler der Welt, vom Gelben Kaiser übernommen und weitervermittelt. Damit wurden nicht nur Gesundheit und Lebenskraft bewahrt, sondern auch Krankheiten bekämpft.

Die heilenden Eigenschaften von Pflanzen haben jetzt auch im Westen ihren festen Platz, nachdem sie jahrhundertelang nur in »Altweibergeschichten« vorkamen. Doch über die pflanzlichen Ursprünge vieler weit verbreiteter Medikamente ist auch heute oft nur wenig bekannt. Wer von uns weiß zum Beispiel, dass der Wirkstoff Aspirin ursprünglich aus der Silberweide stammt, deren Rinde ein traditionelles Schmerzmittel war, lange bevor der Inhaltsstoff im Chemielabor hergestellt wurde?

In diesem Kapitel finden Sie Tipps, wie Sie mit natürlichen Mitteln fit bleiben und Krankheiten bekämpfen können, von Nahrungsergänzungen, die krebserregende Stoffe aus Ihrem Körper beseitigen, bis zu tonisierenden Kräuterelixieren, die Ihren Körper mit neuer Energie versorgen. Dies sind die Geschenke der Natur: Wenn wir sie weise nutzen, werden wir länger leben.

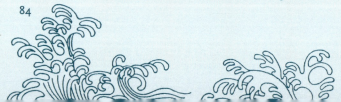

Nicht vergessen:
sich erinnern

Phosphatdylserin (PS) ist ein gut untersuchter Nährstoff, den man in Europa gegen altersbedingte Demenz und Gedächtnisstörungen einsetzt. PS ist eine Substanz, die unser Gehirn selbst produziert, und seine Menge verringert sich bei Stress. Offensichtlich regt PS verschiedene Neurotransmitter im Gehirn an, die unsere Denkprozesse, die Konzentration und das Gedächtnis aktivieren. Insofern erhöht es die Fähigkeit, unseren Körper vor den schädlichen Auswirkungen von Überlastung zu schützen.

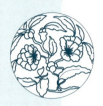

Weniger Stress
für Ihr Herz

In Europa, Japan und Israel ist das Koenzym Q-10 eine beliebte Nahrungsergänzung zur Behandlung verschiedener Herzprobleme. Dieser Stoff ist ein wirksames Antioxidans, das in allen Zellen des Körpers natürlich vorkommt und dem Herzen hilft, unter Stress effizienter zu funktionieren. Wegen seiner Bedeutung für die Energieproduktion der Zellen ist Q-10 ein essenzieller Nährstoff bei degenerativen Erkrankungen, Müdigkeit und Muskelschwäche. Wissenschaftlich belegt ist auch seine vorbeugende Wirkung gegen eine vorzeitige Hautalterung.

Die gelbe Kur
für träges Blut

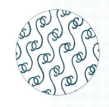

Wussten Sie, dass das Blutverdünnungsmittel Coumadin ursprünglich aus der Gelbwurzel (Kurkuma) gewonnen wurde? Dieses gelbe Gewürz, das vielleicht am besten als Bestandteil von Currymischungen bekannt ist, wird in Asien schon seit vielen Jahrhunderten wegen seiner medizinischen Wirkungen verwendet. Traditionell benutzt man Kurkuma, um das Blut zu aktivieren, als Schmerzmittel bei Gelenkbeschwerden und zur Reinigung von Leber und Gallenblase. Wissenschaftlich belegt ist inzwischen, dass Kurkuma Entzündungen lindert, den Gallefluss erhöht, den Cholesterinspiegel senkt, vorbeugend gegen Blutgerinnsel sowie vielleicht auch gegen bestimmte Krebsarten wirkt.

Wenn Sie Coumadin (auch unter der Bezeichnung »Warfarin«) einnehmen, dann sollten Sie auf Kurkuma verzichten, damit Ihr Blut nicht zu dünn wird. Ansonsten gilt jedoch: Kurkuma in der Nahrung oder als Nahrungsergänzung lässt Ihr Blut frei fließen.

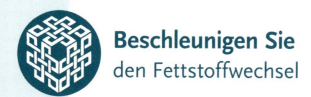

Beschleunigen Sie
den Fettstoffwechsel

L-Carnitin, eine Aminosäure, die Ihre Leber produziert, fördert den Fettstoffwechsel, erhöht die Energieproduktion in Muskelzellen, baut Fett ab und verbessert die Durchblutung des Gehirns. Die Substanz schützt auch das Herz, indem sie die Triglyzeride senkt und das gute Cholesterol erhöht. Weil sie darüber hinaus vorbeugend gegen die Oxidation von Fett im Gehirn wirkt, könnte sie eine wichtige Rolle bei der Prävention von Alzheimer und Parkinson spielen. L-Carnitin findet man reichlich in Fleisch, Fisch, Geflügel, Weizen, Avocados, Milch und fermentierten Sojabohnen.

Natürliche Hilfe gegen
Giftstoffe im Körper

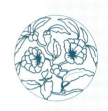

L-Cystein wirkt äußerst effektiv als Radikalfänger und Entgifter. Es trägt dazu bei, Ihren Körper vor den schädlichen Auswirkungen von Schwermetallen, Chemikalien, Strahlen, Alkohol und Rauch zu schützen. Diese natürlich vorkommende Aminosäure kann außerdem das Immunsystem anregen, vor Herzkrankheiten schützen, Muskelmasse aufbauen und die Bildung von Fettgewebe verringern. Nützlich ist L-Cystein auch beim Kampf gegen Entzündungen und zur Förderung eines gesunden Wachstums von Haaren und Nägeln. Man findet die Substanz in Eiern, Fisch, Mandeln, Sesamsamen, Soja, Kürbiskernen, Erdnüssen, Gemüse, Avocados, Bananen, Vollkorngetreide und Bierhefe.

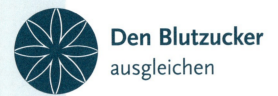

Den Blutzucker
ausgleichen

Chrom erfüllt eine Reihe wichtiger Funktionen für unsere Gesundheit: Es hilft uns bei der Stabilisierung des Blutzuckerspiegels, fördert den Stoffwechsel von Aminosäuren und Fetten und senkt das schlechte Cholesterol, während es gleichzeitig das gute erhöht. Dadurch ist es nützlich für die Behandlung von Diabetes und Hypoglykämie sowie zur Vorbeugung gegen Herzkrankheiten. Aber unser Körper kann Chrom nur schwer aufnehmen, weil der größte Teil über den Darm und die Nieren wieder ausgeschieden wird. Mit zunehmendem Alter speichert der Körper immer weniger Chrom, was ein Grund dafür sein könnte, dass Diabetes in westlichen Zivilisationen eine der häufigsten Todesursachen ist.

Zu den Nahrungsmitteln, die reich an Chrom sind, gehören Bierhefe, Brokkoli, Rote Bete, Hülsenfrüchte, Pilze, Nüsse, Vollkornweizen, schwarzer Pfeffer, Melasse, Fleisch und Käse. Da Sie nur winzige Mengen von Chrom brauchen, reicht eine Nahrungsergänzung von 100 bis 200 Mikrogramm pro Tag.

Alpha-Liponsäure
gegen Alzheimer

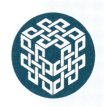

Alpha-Liponsäure spielt eine Schlüsselrolle bei der Verwandlung Ihrer Nahrung in Zellenergie. Alpha-Liponsäure ist ein ganz besonderer Stoff, weil sie sowohl in fettiger als auch in wässriger Umgebung wirkt. Wenn unser Körper in Stresszeiten mehr Vitamin C und E verbraucht, dann verwandelt Alpha-Liponsäure die Abfallprodukte in neue antioxidative Stoffe und »recycelt« auf diese Weise die Vitamine. Sie beugt Nervenschäden vor, wie man sie bei Diabetes und Alterskrankheiten wie Parkinson und Alzheimer findet. Außerdem schützt sie vor Krebs, Herz-Kreislauf-Erkrankungen, Katarakten und Diabetes.

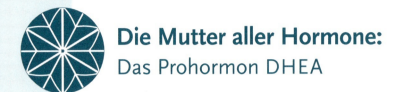

Die Mutter aller Hormone:
Das Prohormon DHEA

DHEA (Dehydroepiandrosteron) ist das Steroid, das in der größten Menge im menschlichen Organismus vorkommt. Weil es als Reaktion auf unsere körperlichen Bedürfnisse so viele andere Hormone produzieren kann, wird es oft als »die Mutter aller Hormone« bezeichnet. Und wie eine gute Mutter schützt und unterstützt uns DHEA auf vielfältige Weise. Es stärkt das Immunsystem, hilft uns aber gleichzeitig, Autoimmunkrankheiten unter Kontrolle zu halten. Nachweislich hat es auch eine starke krebsverhütende Wirkung und beugt DNA-Schäden vor, die etwa durch UV-Strahlen auf der Haut entstehen können. Das Steroid schützt vor Arteriosklerose, senkt den Blutdruck, lindert Entzündungen im Gehirn, wirkt prophylaktisch gegen Fettansammlungen und verbessert die Herzfunktion.

Wenn der Körper genug DHEA hat, schreitet die altersbedingte Degeneration nicht so schnell fort; aber da es sich um ein Prohormon handelt, sollte jeder, der unter einem hormonellen Ungleichgewicht leidet, ärztlichen Rat einholen, bevor er eine entsprechende Nahrungsergänzung zu sich nimmt. Noch besser ist es, viele Süßkartoffeln und Yams zu essen, denn diese Pflanzen sind reich an DHEA, und der Körper kann sich dann seinen Bedürfnissen entsprechend damit versorgen.

DNA
in einer Pille

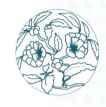

Alterungsprozesse erschöpfen unseren Speicher von Nukleinsäuren, den Bausteinen für das Erbgut in unseren Zellen. Wenn wir diesen Speicher wieder auffüllen, können wir die Alterungsprozesse verlangsamen. Tierexperimente und begrenzte klinische Beobachtungen an Menschen geben Anlass zur Hoffnung, dass sich auf diese Weise nicht nur das Leben verlängern, sondern auch die Lebensqualität verbessern lässt; das bedeutet mehr Energie, eine gesündere Haut, weniger Altersflecken. Sie können die Nukleinsäuren als Nahrungsergänzung einnehmen, aber auch einfach mehr von den Nahrungsmitteln essen, die reich an Nukleinsäuren sind: Sardinen, Pilze, Spargel, Weizenkeime, Lachs und Spinat.

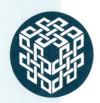

Anti-Aging-Pflanze
mit 5000-jähriger Geschichte

Panax ginseng ist das vielleicht weltweit bekannteste Heilkraut. Beliebt als ein Mittel, das Energie und Ausdauer erhöht, wird Ginseng in Asien schon seit über 5000 Jahren medizinisch verwendet. In China ist Ginseng wegen seiner anscheinend geradezu wunderbaren gesundheitlichen Wirkungen wertvoller als Gold. Der Name »Panax« hat einen Bezug zum Ausdruck »Panacea«, was »Allheilmittel« bedeutet. Westliche Wissenschaftler haben die Wirksamkeit des Ginsengs im Hinblick auf zahlreiche traditionelle Einsatzgebiete bestätigt.

Die Pflanze verbessert die körperlichen Funktionen und stärkt das Immunsystem, sodass wir uns besser an Stress und Belastungen anpassen können. Ginseng optimiert die Koordination und verkürzt die Reaktionszeit, erhöht unsere Ausdauer und lässt uns nicht so schnell ermüden. Er stärkt unsere Energie auf sanfte Weise, statt das zentrale Nervensystem anzuregen, wie Kaffee es tut. Es gibt auch deutliche Hinweise darauf, dass Ginseng dem Körper helfen kann, sich gegen Infektionen zu wehren, dass er die Leber und das Herz schützt, den Cholesterinspiegel und den Blutzucker normalisiert, die hormonellen Funktionen reguliert sowie das Gedächtnis und die kognitiven Funktionen verbessert. Menschen, die häufig Ginseng zu sich nehmen, berichten, dass sich ihr Wohlbefinden insgesamt verbessert.

Optimale Denkfähigkeit
bei minimalem Stress

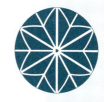

Seit Jahrtausenden wird die Limonenfrucht Schisandra verwendet, um unsere Sinnesorgane zu verjüngen. Die Beeren enthalten verschiedene Vitamine und Flavonoide, die freie Radikale abfangen und das Immunsystem stärken können. Schisandra gilt als ein Energietonikum, das sowohl die körperliche Ausdauer als auch die geistige Konzentration verbessert und gleichzeitig die Nerven beruhigt, weil es Ängste mildert. Als Schönheitsmittel hat es zudem den Ruf, dass es die Haut strahlen lässt. Schisandra wird zur Unterstützung des Immunsystems bei Patienten eingesetzt, die sich einer Chemotherapie unterziehen müssen; und es hilft, Leber und Nieren zu schützen. Schisandra wächst in Asien, wird aber auch im Westen als Nahrungsergänzungsmittel angeboten.

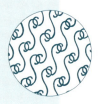

Natürliche Anregung
für das Wachstumshormon

Der Bocksdorn (Lycium) ist eine köstliche Frucht aus Asien, die schon lange wegen ihrer tonisierenden Wirkung bekannt ist, besonders auf die Sehfähigkeit und das Gehirn. Bocksdornbeeren enthalten Polysaccharide, die das Immunsystem stimulieren und der Hypophyse das Signal geben, Wachstumshormone abzugeben. Bocksdorn enthält viel Vitamin B und C, Zink, Kalzium, Germanium, Selen, Phosphor und andere Spurenelemente, hat von allen Pflanzen weltweit die höchste Konzentration von Carotinoiden und ist ein starkes Antioxidans. Traditionell verwendet man die Beeren zusammen mit anderen tonisierenden chinesischen Kräutern, um die sexuelle Potenz und die Fruchtbarkeit zu steigern. Bocksdornbeeren sind absolut sicher in der Anwendung; bis heute kennt man keine Nebenwirkungen. Außerdem schmecken sie gut – man kann sie also einfach statt Rosinen unter Getreideflocken oder Nüsse mischen.

Mobilisieren Sie Ihren Körper
gegen die Grippe

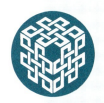

Seit über 2000 Jahren nutzt man Astragalus in Asien, um die Vitalität zu stärken und Krankheiten vorzubeugen, besonders Erkältungen und Grippe. Man hat festgestellt, dass Astragalus die körpereigene Produktion von Interferon stimuliert, das als wichtiges Immunprotein unsere Abwehrfähigkeit gegen Infektionskrankheiten stärkt. Astragalus stellt unsere gesunden Abwehrfunktionen auch dann wieder her, wenn sie durch Umweltbelastungen oder Strahlenschäden geschwächt wurden. Krebspatienten nehmen Astragalus während der Chemotherapie oder Bestrahlung, denn sie leiden dann meist weniger unter Nebenwirkungen und erholen sich schneller. Auch auf die Haut wirkt sich diese Heilpflanze sehr günstig aus; sie beschleunigt die Heilung von Wunden und Infektionen. Zudem kann sie bei der Behandlung männlicher Unfruchtbarkeit nützlich sein, denn sie erhöht die Zahl und die Beweglichkeit der Spermien.

Diese wunderbare Ergänzung in Ihrem Arzneischrank gegen vorzeitiges Altern verlängert die Lebensdauer menschlicher Zellen, und eine Toxizität konnte bisher nicht nachgewiesen werden.

Ein Hoch
auf die Bienenkönigin

In asiatischen Kulturen gilt Gelée royale als Tonikum für ein langes Leben, das die Energie steigert, mehr Männlichkeit verleiht und das Immunsystem stärkt. Reich an Vitaminen und Kollagen, ist Gelée royale eigentlich das Futter für die Bienenkönigin. Wenn sie dieselbe Nahrung erhält wie die Arbeitsbienen, dann lebt sie auch nicht länger als diese, nämlich sieben bis acht Wochen. Doch wird die Bienenkönigin in der Natur ausschließlich mit Gelée royale gefüttert – und lebt dadurch fünf bis sieben Jahre!

Gelée royale wirkt auch gegen Tumoren, speziell solche vom Sarkomtyp. Ein antibakterielles Protein in der Substanz, das Royalisin, ist wirksam gegen bestimmte Bakterien einschließlich Strepto- und Staphylokokken. Gelée royale steht als Nahrungsergänzungsmittel zur Verfügung.

Bienenprodukte
nähren und schützen

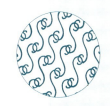

Zwei Bienenprodukte, deren Vorzüge Sie vielleicht überraschen, sind Pollen und Propolis. Blütenpollen enthalten zahlreiche Vitamine, Mineralstoffe, Enzyme und Aminosäuren. Sie schützen die Leber vor Toxinen, sind nützlich für Männer, die unter einer vergrößerten Prostata leiden, und stärken Energie und Vitalität.

Propolis besteht hauptsächlich aus Baumharzen und wird von den Bienen benutzt, um Risse im Bienenstock zu versiegeln. Außerdem dient es als Schutzschicht gegen eindringende Mikroben und andere Organismen. Es ist reich an Flavonoiden mit sowohl antioxidativen als auch entzündungshemmenden Eigenschaften. Propolis enthält außerdem Terpenoide, die gegen Bakterien, Viren, Pilze und Protozoen wirken. Wie manche verschreibungspflichtigen Medikamente verhindert es die Teilung bakterieller Zellen und löst die Zellwände und das Zytoplasma der eindringenden Organismen auf.

Was die Bienen nährt und schützt, kann auch den Menschen helfen. Man bekommt die Substanz in Form von Kapseln oder als Honig, der mit Propolis angereichert ist.

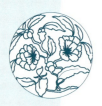

Chinesische Athleten
und ihre geheime Energiequelle

Der chinesische Raupenpilz Cordyceps erregt einige Aufmerksamkeit, seit bekannt geworden ist, dass die Rekorde brechenden chinesischen Olympialäufer ihn nutzen, um ihre Leistungsfähigkeit nachhaltig zu steigern. Schon seit Jahrtausenden werden die energetisierenden Eigenschaften dieses Pilzes im Osten gerühmt, aber er stand immer nur in geringen Mengen zur Verfügung, bis moderne Anbaumethoden für ein reichhaltigeres Angebot sorgten.

Die Eigenschaften, die Athleten mehr Kraft und Ausdauer schenken, können auch Ihnen zu einem längeren Leben verhelfen: Cordyceps beschleunigt den Zellstoffwechsel, sorgt dafür, dass die Nebennieren angemessen auf Stress reagieren, verbessert die Immunfunktionen, die Durchblutung der kleinen Gefäße und die Nutzung des Sauerstoffs.

Ein Blatt, das aussieht wie das Gehirn,
lässt Sie klug bleiben

Das Blatt des Ginkgobaums hat die Form des menschlichen Gehirns; und manche Leute sagen, es habe ebendeshalb in Asien den Ruf, Denkprozesse zu fördern. Ginkgo ist eine der am besten untersuchten Pflanzen. So konnte wissenschaftlich bestätigt werden, dass die Blätter die Durchblutung des Gehirns und anderer Organe fördern sowie das Gedächtnis und die kognitiven Funktionen verbessern. Außerdem wird Ginkgo in Asien und Europa gern als Tonikum zur Verlängerung des Lebens verwendet.

Tees und Kräuterextrakte aus den Blättern sind die bekannteste und am häufigsten genutzte Form, aber auch die Ginkgonuss, die in China und Japan traditionell kulinarisch verwendet wird, hat therapeutische Eigenschaften und soll angeblich die Lungenfunktion stärken.

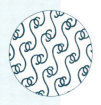

Weißdorn
für ein starkes Herz

Weißdorn, der seit dem 17. Jahrhundert von europäischen Kräuterkundigen gern verwendet wird, galt traditionell als Verdauungshilfe nach schweren Mahlzeiten und als ein wirksames Mittel zur Anregung des Kreislaufs. Neuere europäische Untersuchungen dieser an Bioflavonoiden reichen Pflanze haben ihre positive Wirkung auf das Herz-Kreislauf-System bestätigt: Sie senkt den Blutdruck während körperlicher Anstrengungen, stärkt den Herzmuskel und verbessert die Durchblutung des Herzens wie auch des gesamten Körpers. Zusätzlich wurde festgestellt, dass Weißdorn den Cholesterinspiegel senkt und den Blutzucker ausgleicht. Als Kräutertee oder Nahrungsergänzung ist Weißdorn ein unverzichtbarer Bestandteil Ihres Arsenals gegen ein vorzeitiges Altern.

Botanische
Entgifter

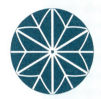

Damit unsere Zellen möglichst reibungslos funktionieren und uns jung erhalten können, müssen wir die Giftstoffe ausleiten, die sich im Körper angesammelt haben. Die Natur hat uns Pflanzen geschenkt, die für diese Aufgabe hervorragend geeignet sind. Einige helfen bei der Leberentgiftung, andere sorgen dafür, dass Toxine über den Darm und die Harnwege ausgeschieden werden.

Als traditionelles Rezept für die innere Anwendung gilt eine Mischung aus Chrysanthemenblüten, Minze, Cassiasamen und Löwenzahn, die bei der Reinigung von Leber und Kopf hilft. Weißdornbeeren reinigen die Arterien von Fetten und Cholesterol, und die Früchte der Spitzklette öffnen die Nebenhöhlen und lassen den Schleim abfließen. Damit sich die Giftstoffe nicht bis zu einem gefährlichen Ausmaß in Ihrem Körper aufbauen können, sollten Sie diese reinigenden Kräuter in der angemessenen Dosierung regelmäßig einnehmen und auch für eine kurze Zeit fasten.

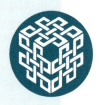

Amerikanische Ureinwohner
kennen ein starkes Kraut

Von diesem Kraut mit der lateinischen Bezeichnung »Ligusticum« gibt es weltweit viele verschiedene Varianten. Die amerikanischen Ureinwohner nennen es »Osha«, die chinesische Art heißt »Chuan Xiong«. Lange Zeit war es eins der wichtigsten Kräuter, die in China traditionell zur Lebensverlängerung eingesetzt wurden, gepriesen für seine Fähigkeiten, das Immunsystem zu stärken, die Durchblutung zu verbessern und Schmerzen zu lindern. Untersuchungen bestätigen, dass Ligusticum einem Schlaganfall wirksam vorbeugen kann, die Durchblutung des Gehirns und des Herzens fördert und bei Tieren auch das Tumorwachstum hemmt. Ligusticum wird oft zusammen mit anderen immunstärkenden Kräutern während der Chemotherapie oder auch zur Behandlung von Anämie eingesetzt, um die synergistischen Effekte zu nutzen.

Natürliche Vitamine –
keine Pillen aus der Petrochemie

Viele gesundheitsbewusste Menschen schlucken täglich haufenweise Vitamine und Mineralien in dem Glauben, sie würden ihre Gesundheit damit effektiv fördern. Aber weil der Körper solche Nahrungsergänzungen oft schlecht verwerten kann, wird der größte Teil davon ungenutzt über Blase und Darm wieder ausgeschieden. Viele dieser Vitamine sind synthetisch aus petrochemischen Ausgangsstoffen hergestellt und biologisch kaum aktiv.

Die Nahrungsergänzungen mit der höchsten Bioverfügbarkeit sind Auszüge aus vollwertigen, ökologisch angebauten Lebensmitteln. Vitamine und Mineralien nehmen Sie am besten in Form von Pulvern, flüssigen Konzentraten oder Ölen ein, die aus Pollen, Gerste, Weizengras, Kelp, Spirulina, Chlorophyll, Bierhefe, Weizenkeimen, Leinsamen oder Fischölen stammen. Eine abwechslungsreiche Ernährung, die überwiegend aus vollwertigen Nahrungsmitteln besteht, ist in jedem Fall der ursprüngliche, von der Natur vorgesehene Weg, sich mit allem zu versorgen, was der Körper braucht.

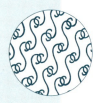

Bockshornklee
stärkt die Vitalität

Bockshornklee ist in der chinesischen Medizin schon lange dafür bekannt, dass er die Vitalität stärkt. Traditionell wird er eingesetzt, wenn Menschen zu wenig Energie haben, sich von schweren Krankheiten erholen oder unter sexueller Schwäche leiden. Neuere Studien sind zu dem Ergebnis gekommen, dass er das schädliche LDL-Cholesterin und bei Diabetikern auch den Blutzuckerspiegel senkt. Verantwortlich dafür könnten die Phytosterole sein, die er enthält – pflanzliche Hormone, die unseren für die Gesunderhaltung so wichtigen körpereigenen Hormonen ähneln. Bockshornklee bekommt man im Kräuterladen oder im Reformhaus.

Sägepalme
für eine gesunde Prostata

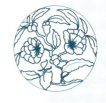

Der sinkende Hormonspiegel kann bei älteren Männern dazu führen, dass ihre Prostata anschwillt und ihre Libido nachlässt. Chronische Prostataprobleme verursachen manchmal häufigen Harndrang in Verbindung mit Schwierigkeiten beim Wasserlassen; und sie können schließlich auch zu Prostatakrebs führen, der zweithäufigsten Krebsart bei Männern. Die Sägepalme ist eine Heilpflanze, die in diesem Zusammenhang traditionell verwendet wird. Inzwischen ist wissenschaftlich nachgewiesen, dass sie ausgleichend auf den Testosteronspiegel wirkt, Entzündungen lindert und den Körper mit reichlich essenziellen Fettsäuren versorgt. Sie kann auch für Frauen in der Menopause nützlich sein, wenn hormonelle Veränderungen zu einer stärkeren Körperbehaarung führen. Sägepalme erhält man im Kräuterhandel und im Reformhaus.

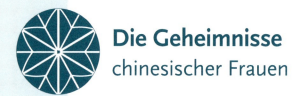

Die Geheimnisse
chinesischer Frauen

Überall in China und Asien hat die Angelikawurzel (Engelwurz oder chinesisch Dong Quai) seit Jahrtausenden schon die Gesundheit der Frauen bewahrt. Traditionell wurde sie verwendet, um die Menstruation zu regulieren, die Fruchtbarkeit zu steigern, mehr Blut zu bilden, die Knochen zu stärken sowie Haar, Haut und Nägel gesund zu erhalten. Auch bei Hitzewellen und anderen typischen Symptomen der Menopause bringt sie Erleichterung. Nun haben Studien gezeigt, dass sie außerdem auch noch das Immunsystem stärkt und freie Radikale im Blut einfängt. Könnte das vielleicht der Grund sein, warum so viele chinesische Frauen ein hohes Alter erreichen?

Wilder Wein
fürs Wohlbefinden

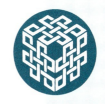

Gynostemma ist ein Rankengewächs, das in den südwestlichen Regionen Chinas wild gedeiht und dort traditionell verwendet wird, um das Herz anzuregen und die Energie zu stärken. Es hat sich herausgestellt, dass die Pflanze auch den Cholesterinspiegel, den Blutdruck und die Herzfrequenz senken kann. Gynostemma ist darüber hinaus reich an Antioxidanzien und enthält mehr als achtzig Saponine, die helfen können, Krebs zu verhüten und das Immunsystem zu stärken. Man kann die Pflanze als Teekraut verwenden oder als Nahrungsergänzungsmittel zu sich nehmen.

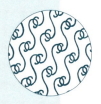

Ein echtes Schnäppchen
für Protein

Haben Sie sich je gefragt, wie Wale so groß werden können, obwohl sie sich doch nur von einzelligen Organismen ernähren, die man »Plankton« nennt, winzige Pflanzen und Tiere, die im Meerwasser treiben? Die Art von Plankton, die für den menschlichen Verzehr geeignet ist, besteht aus Mikroalgen wie Chlorella und Spirulina, welche unter allen Nahrungsmitteln der Welt die weitaus höchste Menge an Protein enthalten. Ein Teelöffel Mikroalgen enthält so viel Protein wie 30 Gramm Fleisch. Das Chlorophyll in den Mikroalgen reinigt und entgiftet außerdem den Körper.

Das Wunderkraut der Soldaten
für die Wundheilung

Je älter wir sind, desto wichtiger wird es, Blutverluste aller Art zu vermeiden, sei es durch Unfälle, Operationen oder innere Blutungen. Denn es ist für unseren Körper anstrengend, das Blut wieder zu ersetzen oder, im letzteren Fall, überschüssige Flüssigkeit von der Blutungsstelle abzutransportieren – ganz zu schweigen von der durch den Blutverlust verursachten vorübergehenden Anämie, die viele Teile des Körpers beeinträchtigen kann.

Der aktive Bestandteil der in der chinesischen Medizin am höchsten geschätzten Arznei, Yunnan Bai Yao, ist Pseudoginseng, chinesisch Tian Qi, den die Soldaten mit aufs Schlachtfeld nahmen, um ihre Schusswunden damit zu versorgen. Es wird äußerlich als Pulver verwendet, kann aber auch innerlich als Tinktur oder in Form von Kapseln eingenommen werden.

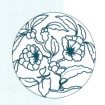

Eine alte Rezeptur
stärkt Ihre Essenz

Nach der chinesischen Philosophie für ein langes Leben ist Jing oder die Essenz die grundlegende Substanz des Lebens. Die angeborene Essenz erben wir von unseren Eltern, und wir können sie durch Übungen wie Tai Chi, Qi Gong und Meditation pflegen. Die erworbene Essenz sammeln wir während unseres Lebens an, und sie kann durch eine angemessene Ernährung und Heilkräuter immer wieder aufgefüllt werden. Eine Rezeptur für lang währende Jugendlichkeit, die aus der medizinischen Tradition unserer Familie stammt, enthält Essenz bildende Kräuter wie chinesischen wilden Yams, Ligusticumfrüchte, Schisandrabeeren, Sesamsamen, Eucommiarinde, Ho-Shu-Wu-Wurzel (Fo ti) und Cistancheswurzel. Untersuchungen aller dieser Pflanzen bestätigen ihre positiven Effekte auf das Hormon-, das Immunsystem und den Stoffwechsel.

Möge die Lebenskraft
mit Ihnen sein

Unser Energieniveau und die optimale Funktion unserer Organe hängen ab von Qi, der Lebenskraft. Wenn wir denken, arbeiten oder spielen, verbraucht unser Körper Qi. Die traditionelle chinesische Kultur versteht, dass wir diese Energie wieder auffüllen müssen. Pflanzen und Kräuter wie Lotussamen, Chinawurzel, Longanfrüchte, Perlgraupen, Ginseng und Foxnuss werden schon lange erfolgreich genutzt, um die Verdauung zu stärken und das Qi anzureichern.

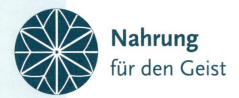

Nahrung
für den Geist

Shen oder der Geist ist das Bewusstsein, das uns belebt. Ohne den Geist wäre unser Leben bedeutungslos und ohne Erfüllung, auch wenn der materielle Körper noch Jahre weiterexistierte. Deshalb müssen wir unseren Geist genauso ernähren wie unseren Körper – durch Selbstliebe, Disziplin und den Geist fördernde Kräuter. Beispielsweise werden Bambusraspeln traditionell verwendet, um die Objektivität zu stärken und überflüssige Sorgen zu zerstreuen. Lilienzwiebeln verhelfen uns wieder zu Freude und lindern Traurigkeit. Drachenknochen sorgt für Stabilität und mildert Zorn und Depressionen. Chinesische Senegawurzel fördert die Klarheit und wirkt beruhigend bei übermäßiger Erregung und Angst. Rehmanniawurzel stärkt die Willenskraft und zerstreut Ängste. Alle diese Mittel erhält man in chinesischen Kräuterläden oder bei Therapeuten, die Akupunktur praktizieren.

Rasche Erholung
von Operationen

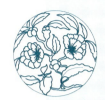

Falls Sie sich einer größeren Operation unterziehen müssen, können Sie Ihre Chancen für eine schnelle Erholung und viele weitere Lebensjahre erheblich fördern. So funktioniert die Sache: Beginnen Sie vier Wochen vor der Operation mit wöchentlichen Akupunktursitzungen, um Ihren Körper auf eine baldige Heilung vorzubereiten. Beenden Sie drei Wochen vor dem Eingriff die Einnahme von Ginkgo und Vitamin E, und beginnen Sie mit der erneuten Gabe erst wieder zehn Tage nach der Operation, denn diese Substanzen verdünnen das Blut und können die Wundheilung verzögern.

Direkt bevor Sie in den OP gebracht werden, legen Sie sich fünf Kügelchen homöopathisches Arnika unter die Zunge. Wenn Sie eine Vollnarkose bekommen, wird man Ihnen zwar sagen, dass Sie vorher nichts essen oder trinken dürfen, aber diese winzigen Kügelchen sind kein Problem, weil sie sich schnell auflösen. Sobald Sie aus der Narkose erwachen, nehmen Sie weitere fünf Kügelchen. Arnika hilft dem Körper, sich vom Trauma des chirurgischen Eingriffs zu erholen.

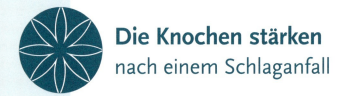

Die Knochen stärken
nach einem Schlaganfall

Es gibt keinen Grund, warum Patienten sich nach einem Gehirnschlag nicht vollständig erholen und noch viele Jahre leben sollten – vorausgesetzt, sie wissen, wie sie selbst am besten dazu beitragen können.

Ein oft unbeachteter Nebeneffekt des Schlaganfalls besteht in einer verringerten Knochendichte, besonders auf der stärker betroffenen Seite. Eine Untersuchung hat gezeigt, dass Apoplexiepatienten anschließend einen erniedrigten Vitamin-D_3-Spiegel hatten und das Risiko für einen Oberschenkelhalsbruch gestiegen war. Die Gruppe, bei der Vitamin D_3 substituiert wurde, zeigte anschließend eine deutlich erhöhte Knochendichte und hatte weniger Brüche als die unbehandelte Vergleichsgruppe. Um einen Oberschenkelhalsbruch zu vermeiden – sich davon zu erholen, ist eine anstrengende Sache, welche die Selbstheilungskräfte unseres Körpers schwächen kann –, sollten Sie nach einem Schlaganfall Vitamin D_3 als Nahrungsergänzung zu sich nehmen.

Bast von jungen
Hirschgeweihen regeneriert

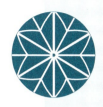

Die chinesische Medizin hat stets die Natur als ein Modell für erwünschte Gesundheitseffekte betrachtet. Den Therapeuten des Ostens ist schon vor langer Zeit aufgefallen, dass Hirschböcke ihr Geweih jedes Jahr verlieren und es dann rasch wieder regenerieren. Schon bald erkannten sie, dass der junge Geweihkolben im Wachstumsstadium vor der Verhornung ein wirksames Verjüngungsmittel und Tonikum ist. Traditionell wurde es im Zusammenhang mit Impotenz, Kreuzschmerzen und Müdigkeit verwendet. Westliche Untersuchungen bestätigen, dass Geweihkolben die körpereigene Produktion von IGF-1 anregen; das ist die Substanz, die Zellen aus dem Wachstumshormon bilden. Die regenerierenden Eigenschaften des Geweihkolbens kann man auch nutzen, um die geistigen Kräfte zu stärken, die Durchblutung des Gehirns und die Sehfähigkeit zu verbessern und die Beschwerden bei Arthritis zu lindern. Die Substanz wird als Nahrungsergänzungsmittel angeboten.

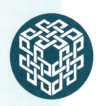

Primo Amino
für eine ausgeglichene Stimmung

Niemand kann lange leben, wenn er nicht den nötigen Willen dazu hat; und bei Stimmungsschwankungen haben wir manchmal das Gefühl, dass uns das Leben überfordert. Solche Episoden sind oft die Folge innerer Ungleichgewichte und Mangelsituationen.

In Europa behandelt man Stimmungsschwankungen mit einem natürlichen Stoff aus menschlichen Zellen: SAMe (S-Adenosyl-Methionin) wird aus Methionin hergestellt, einer Aminosäure, die bei der Produktion stimmungsaufhellender Neurotransmitter wie Dopamin und Serotonin eine Rolle spielt. Eine Studie belegt, dass SAMe bei Patienten wirksam war, bei denen konventionelle Antidepressiva erfolglos blieben. Weitere klinische Tests geben Hinweise darauf, dass die Substanz auch bei Osteoarthritis und Leberschäden hilfreich sein kann. Um die Vorzüge von SAMe voll zu nutzen, sollten Sie die Substanz als Nahrungsergänzung zusammen mit den Vitaminen B_6 und B_{12} einnehmen. Das wird Sie an etwas erinnern, was Sie eigentlich schon wissen: Das Leben ist lebenswert.

Folsäure gegen
lebensbedrohliche Krankheiten

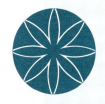

Niemand kann vorhersagen, wer von uns eine schwere altersbedingte Krankheit wie Parkinson oder Alzheimer entwickeln wird; aber wir können unser persönliches Risiko verringern, indem wir die aktuellen Daten im Auge behalten. Wissenschaftler haben beobachtet, dass ältere Menschen oft unter einem Mangel an Folsäure leiden, welche die Vitamine B_6 und B_{12} befähigt, die Hormonsekretion zu unterstützen, DNA zu synthetisieren und die Nerven mit einer Schutzschicht auszustatten. Folsäure ist in zahlreichen Nahrungsmitteln enthalten, beispielsweise Spinat, Grünkohl, Möhrengrün, Mangold, Rosenkohl, Spargel und Brokkoli. Aber sie wird durch Hitze zerstört, sodass man die Gemüsearten roh essen müsste. In diesem Fall bietet sich ausnahmsweise die synthetisch hergestellte Folsäure an, weil der Körper sie leichter aufnehmen kann als die natürliche. Für Menschen, die älter sind als fünfzig Jahre, wird eine Dosis von 800 Mikrogramm pro Tag empfohlen.

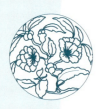

Seien Sie proaktiv
mit Probiotika

Die meisten Menschen in westlichen Ländern nehmen gelegentlich Antibiotika ein, um Krankheiten zu bekämpfen. Denken wir einmal über das Wort nach: Das griechische Präfix *anti-* bedeutet »gegenüber, entgegen«, und *bíos* heißt »Leben« ... Ein Antibiotikum zerstört kleine Organismen in unserem Körper, ohne zwischen nützlichen wie Darmbakterien und schädlichen wie Krankheitserregern zu unterscheiden. Deshalb gehören Durchfälle auch häufig zu den Nebenwirkungen von Antibiotikagaben.

Wenn Sie als Nahrungsergänzung Lactobazillen einnehmen – ein Probiotikum, das die Besiedlung mit »guten« Bakterien fördert –, können sich die gesunden Organismen im Darm, die wir für die Verdauung brauchen, wieder erholen. Aber das ist nicht alles: Lactobazillen verhindern auch das Wachstum von Helicobacter pylori (H. pylori), dem Bakterium, das für 90 Prozent aller Magengeschwüre verantwortlich ist. Und Magengeschwüre haben noch niemandem zu einem langen Leben verholfen.

Ein weiser Rat
bei Angina Pectoris

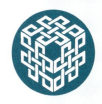

Wenn Sie Schmerzen und Beklemmungen in Brust und Nacken verspüren, besonders auf der linken Seite, dann sollten Sie sofort zum Arzt gehen; denn das sind Symptome von Angina Pectoris, einer schweren Herzkrankheit. Die chinesische Medizin interpretiert die Angina als eine Stagnation der Energie im Herzen. Darauf sollten Sie sofort mit durchgreifenden Maßnahmen reagieren, vor allem auf das Rauchen und auf tierische Fette verzichten. Es ist nun an der Zeit, einen langfristigen Plan für die Gesundheit Ihres Herzens zu entwickeln. Von jetzt an sollte körperliche Bewegung ebenso zu Ihrem Lebensstil gehören wie eine Ernährung mit reichlich pflanzlichen Ballaststoffen und fettem Fisch, und Sie sollten Ihren Stress so weit wie möglich verringern.

Zur Behandlung der Angina verordnet die Traditionelle Chinesische Medizin einen Tee aus einer kleingehackten Wurzel des roten Salbei, die kurz (nicht länger als 8 Minuten) gekocht wird. (Achten Sie darauf, dass es sich wirklich um roten Salbei handelt, denn der grüne hat nicht dieselbe Wirkung.) Trinken Sie den Tee mit Honig gesüßt. Hilfreich sind außerdem Zimtrinde, Saflor und rote Päonie, die in manchen chinesischen Kräuterläden und im Naturkosthandel angeboten werden.

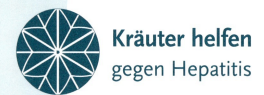

Kräuter helfen
gegen Hepatitis

Wer lange leben will, braucht eine gute Leber – das versteht sich von selbst. Die Leber spielt eine entscheidende Rolle bei der Entgiftung unseres Körpers, aber wenn sie von Hepatitisviren befallen ist, kann sie diese Aufgabe nicht erfüllen. Zu den Symptomen gehören schwere Müdigkeit, Übelkeit, Muskelschmerzen und Gelbsucht; und es kann Monate dauern, bis man sich von der Krankheit erholt. Mariendistelsamen helfen beim Neuaufbau der geschädigten Leberzellen. Zerquetschen Sie einen Teelöffel Samen, gießen Sie eine Tasse Wasser darüber und lassen Sie den Tee vor dem Trinken 10 Minuten ziehen. Trinken Sie drei Tassen täglich. Roher Löwenzahn ist ebenfalls eine gute Arznei. Ginseng und Süßholzwurzel verleihen Ihnen neue Energie.

Das schwere Geschoss ist orientalischer Beifuß, den man frisch oder in Form von Kapseln einnehmen kann. Bevor Sie dieses wirksame Heilkraut verwenden, sollten Sie jedoch einen Arzt, der sich in chinesischer Medizin auskennt, nach der individuell richtigen Dosierung fragen.

Mithilfe der Natur
Nichtraucher werden

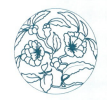

Wenn Sie Ihr Leben verlängern wollen, ist es vielleicht am besten, mit einfachen Veränderungen der Ernährung, des Lebensstils und der Umgebung zu beginnen. Sobald Sie sich Ihrem Ziel ernsthafter widmen, werden Sie bestimmt auch das Rauchen aufgeben wollen.

Der erste Schritt besteht darin, sich genau anzusehen, wann und warum Sie zur Zigarette greifen. Ist es Gewohnheit, Stress oder ein körperliches Verlangen? Praktizieren Sie Meditation und andere Entspannungsübungen, um die Wurzel des Bedürfnisses nach einer Zigarette zu erkennen. Wenn Sie fest entschlossen sind, das Rauchen aufzugeben, können Sie Ihren Körper mit einer Kräutermischung vom Nikotin reinigen, die Ihnen dabei hilft, Ihre Körperchemie in ein neues Gleichgewicht zu bringen. Gardenie, Gotu-Kola, Sarsaparilla, Enzian und Süßholzwurzel sind einige dafür geeignete Heilpflanzen.

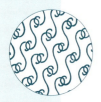

Die Schilddrüse
als Gaspedal für den Stoffwechsel

Die Schilddrüse gibt die Geschwindigkeit für den Stoffwechsel vor. Die kleine Drüse am Hals verwendet zu diesem Zweck Jod, das die Aktivitäten in den Körperzellen kontrolliert. Eine überaktive Thyreoidya kann zu Herzklopfen, Schweißausbrüchen, Gewichtsverlusten und vorstehenden Augen führen; mögliche Symptome einer unteraktiven sind Gewichtszunahme, Lethargie, Haarausfall und ein übermäßiges Schlafbedürfnis.

Wenn Ihre Schilddrüse zu aktiv ist, können Sie das Herzklopfen dämpfen, indem Sie einen Tee aus virginischem Wolfstrapp und die Zwiebeln der Kaiserkrone in Form von flüssigem Konzentrat oder als Tabletten zu sich nehmen. Die Akupunktur kann ebenfalls dabei helfen, eine Überproduktion von Schilddrüsenhormonen einzuschränken. Bei einer Unterfunktion sollten Sie Algen als Nahrungsergänzung zu sich nehmen, um das Gleichgewicht wiederherzustellen, und die Hormonproduktion durch Aerobic-Übungen anregen.

Fettvitamine
schützen vor Brustkrebs

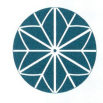

Essenzielle Fettsäuren könnte man auch als »Fettvitamine« bezeichnen. Der Körper braucht sie, um Zellmembranen herzustellen, Entzündungen einzudämmen und den damit verbundenen degenerativen Krankheiten vorzubeugen. Untersuchungen zeigen, dass Frauen, die viele essenzielle Fettsäuren zu sich nehmen, ein wesentlich geringeres Brustkrebsrisiko haben. Natürliche Quellen für essenzielle Fettsäuren sind Öle aus Leinsamen, Borretsch, Walnüssen und Hanfsamen. Sie können mit diesen Ölen Ihren Salat anmachen oder einfach einen Esslöffel täglich als Nahrungsergänzung einnehmen. In jedem Fall sollten Sie natürlich darauf achten, dass es sich um kalt gepresste Öle aus ökologischem Anbau handelt.

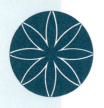

Hefepilze kontrollieren –
für eine gesunde Ökologie im Körper

Pilzinfektionen sind eine üble Sache, wie die meisten Frauen bestätigen können. Doch Hefepilze besiedeln nicht nur die leicht zu behandelnde Vagina, sondern oft auch den Verdauungstrakt, wo sie sich unbemerkt vermehren, bis die Population außer Kontrolle gerät. Wenn man sich mit viel Zucker, Weißmehl und fermentierten Speisen ernährt, kommt es häufig zu einer übermäßigen Besiedlung mit Hefepilzen. Unser Organismus kann die Nährstoffe dann nicht mehr richtig aufnehmen, und das führt letztlich zur Mangelernährung, wenn die Ökologie unseres Körpers nicht wieder normalisiert wird.

Um sich vor Hefepilzen im Darm zu schützen, sollten Sie auf Weißmehl, Zucker, Fette und industriell verarbeitete Nahrungsmittel verzichten. Essen Sie ausschließlich Vollkorngetreide und Gemüse und fügen Sie natürliche Substanzen hinzu, die das Wachstum von Pilzen hemmen, beispielsweise Knoblauch, aber auch Zitronenkernextrakt und Caprylsäure, die in Naturkostläden erhältlich sind. Außerdem sollten Sie drei bis vier Monate lang Acidophilus als Nahrungsergänzung einnehmen oder Naturjoghurt aus Ziegenmilch essen, damit Ihre Darmbakterien wieder ins Gleichgewicht kommen.

Hoffnung
für ehemalige Alkoholiker

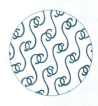

Sie brauchen nicht zu befürchten, dass Ihre Chancen für ein langes Leben schlecht stehen, wenn Sie früher zu viel Alkohol getrunken haben. Die Traditionelle Chinesische Medizin kennt natürliche Substanzen, mit denen sich Leberleiden mildern lassen. Besonders geeignet zur Leberregeneration sind drei Heilkräuter: Eclipta (Han lian cao) ist ein Tonikum, das gegen Pilze und Entzündungen wirkt. Bupleurum-Wurzel (Chai hu) wird zur Behandlung einer vergrößerten oder chemisch geschädigten Leber ebenso eingesetzt wie bei Hepatitis. Man kann sie in Form von Kapseln oder als Tinktur einnehmen. Mariendistel (Silybum mirianum) verbessert die Funktion des Organs bei Zirrhosepatienten. Alle drei können einzeln als Tee oder Tinktur verwendet werden, aber auch als Bestandteile einer individuellen Rezeptur. Fragen Sie vorher immer einen ausgebildeten Kräuterkundigen nach der Dosierung für diese stark wirksamen Heilpflanzen.

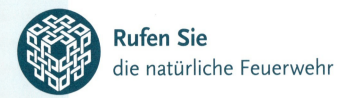

Rufen Sie
die natürliche Feuerwehr

Entzündungen im Körper erinnern an die zerstörerische Kraft des Feuers. Neuere Untersuchungen liefern starke Hinweise darauf, dass Entzündungsprozesse die Wurzel aller degenerativen Krankheiten sind, von Herzleiden über Arthritis, Alzheimer und Parkinson bis zur Senilität. Die schwersten Erkrankungen dieser Art sind unheilbar und tödlich. Aber es gibt eine natürliche Feuerwehr, die uns in solchen Fällen helfen kann. Früchte wie Papaya, Ananas und Kiwi enthalten das entzündungshemmende Enzym Bromelain, das die inflammatorischen Prozesse dämpfen, die dafür verantwortlichen überschießenden Immunreaktionen regulieren und Allergien lindern kann. Bevor Sie also irgendwelche einschlägigen Arzneien einnehmen, versuchen Sie es mit üppigen Mengen Papaya, Ananas und Kiwi. Zusätzlich sollten Sie Kirschen und Trauben verzehren, die ebenfalls viele entzündungshemmende sekundäre Pflanzenstoffe enthalten!

Allopathische Medikamente
können tödliche Folgen haben

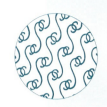

Es ist kein Wunder, dass sich immer mehr Menschen alternativen Therapien wie der Akupunktur zuwenden. Eine Untersuchung hat gezeigt, dass die Nebenwirkungen pharmazeutischer Arzneimittel beispielsweise in den USA jährlich 140 000 Menschen töten und das Land mehr als 136 Milliarden Dollar kosten, in Deutschland sind es etwa 17 000 Menschen, von den schweren Erkrankungen ganz zu schweigen. Diese Zahlen schließen weder Abhängigkeiten noch Suizide ein – allein die Nebenwirkungen der verschreibungspflichtigen Arzneimittel rangieren in der Statistik der häufigsten Todesursachen an fünfter Stelle. Dagegen gibt es jährlich weniger als fünfzig erfasste Todesfälle, die einen Bezug zur Verwendung von Heilkräutern haben – so jedenfalls die Ergebnisse der US-Statistiken und -Forschungen aus den letzten zehn Jahren.

Die meisten Heilkräuter auf dem Markt sind ein sicherer und effektiver Ersatz für pharmazeutische Arzneimittel. So kann die Sägepalme beispielsweise die gängigen Medikamente ersetzen, die gegen die Symptome einer vergrößerten Prostata verwendet werden. Baldriantee ist ein guter Ersatz für Schlaftabletten, die oft süchtig machen. Weihrauch als Tinktur oder in Tablettenform wirkt entzündungshemmend und kann nichtsteroidale Entzündungshemmer ersetzen, die den Magen belasten.

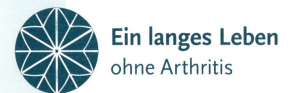
Ein langes Leben
ohne Arthritis

Arthritis gehört zu den sehr weit verbreiteten Krankheiten. Aber dieses Schicksal muss Sie nicht treffen. Neuere Studien zeigen, dass Osteoarthritis nicht zwangsläufig zum Alterungsprozess gehört.

Hier ist Ihr Programm: Stellen Sie sicher, dass Sie Ihr Idealgewicht behalten. Sorgen Sie für regelmäßige körperliche Bewegung; ernähren Sie sich vitaminreich – das gilt vor allem für die antioxidativen Vitamine C, A und E. Achten Sie darauf, dass Sie ausreichend dem Sonnenlicht ausgesetzt sind, um genügend Vitamin D bilden zu können. Essen Sie viel Papaya und Ananas, die reich an Enzymen sind und Bromelain enthalten. Nehmen Sie als Nahrungsergänzung Stoffe wie Glucosamin und Chondroitin ein, denn sie stärken die Gelenke und fördern die Gesundheit des Knorpels. Und genießen Sie Ingwer, Kurkuma und Zimt, die entzündungshemmend wirken und die Durchblutung verbessern. Für manche Menschen erweist es sich auch als günstig, Nahrungsmittel aus der Familie der Nachtschattengewächse zu meiden, denn diese enthalten ein pflanzliches Alkaloid namens Solanin. Zu den Nachtschattengewächsen gehören Tomaten, Kartoffeln, Auberginen und Paprika.

Aus dem
Pferdemaul

Eines der häufigsten Kreislaufprobleme, die mit zunehmendem Alter auftreten, wird dadurch verursacht, dass unsere Blutgefäße, besonders die Venen, schwächer werden. Krampfadern sind häufig das Ergebnis. Wie üblich kann die Natur helfen: Rosskastanien, deren Samen als Heilmittel für kranke Pferde verwendet wurden, sind eine traditionelle Medizin und wirken auch vorbeugend gegen Krampfadern und Besenreiser. Sie stärken die Wände der Venen und verbessern dadurch den Rückfluss des Blutes zum Herzen. Rosskastanien verhindern eine Venenerweiterung und helfen genauso wirksam wie Stützstrümpfe gegen ein Anschwellen der Füße und Unterschenkel. Ihr Extrakt wird häufig in Form von Kapseln angeboten.

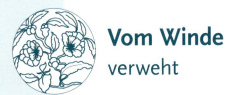

Vom Winde
verweht

Aus einer Erkältung oder einer Virusgrippe kann sich schnell eine Lungenentzündung entwickeln, die unter älteren Menschen viele Todesopfer fordert. In der östlichen Medizin gelten Erkältungen und grippale Infekte als »Wind«-Störungen. Eine berühmte Rezeptur aus der chinesischen Medizin, die vor dem Eindringen des Winds in den Körper schützen oder dessen Folgen beseitigen kann, besteht aus Astragalus-Wurzel, Siler-Wurzel (Fang feng), Schisandrabeeren und Atractylodes (Bai zhu). Die westliche Medizin bezeichnet diese Heilkräuter als »Adaptogene«; sie verstärken die Abwehrmechanismen des Körpers und helfen dem Immunsystem, unter Stress besser zu funktionieren. Man kann die Kräuter einzeln oder als fertige Rezeptur unter dem Namen »Jade Screen« kaufen. Zusätzlich sollten Sie sich häufig die Hände mit Wasser und Seife waschen und die Dämpfe von Eukalyptus, Oregano und Lavendel einatmen, die gegen Bakterien und Viren wirksam sind und den Blutandrang zu den Atmungsorganen verringern.

Natürliche Schmerzlinderung
zur Lebensverlängerung

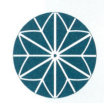

Schmerzen, vor allem chronische, sind ein Hauptgrund dafür, warum viele Menschen körperliche Bewegung scheuen. Doch gerade Bewegung ist wichtig, wenn man länger leben will. Ihr Heilplan sollte deshalb auch Maßnahmen enthalten, welche die Schmerzursachen beseitigen, und Sie sollten ein effektives natürliches Analgetikum einsetzen. Weidenrinde enthält Salicin, einen Bestandteil des Aspirins – ursprünglich wurde Aspirin sogar dank der Weidenrinde entdeckt und ist ein Extrakt daraus. Weidenrinde wirkt nicht nur schmerzlindernd, sondern auch blutverdünnend, sodass sie Blutgerinnsel verhindern kann, die sonst vielleicht zu Herzinfarkten und Gehirnschlägen führen. Gegenüber dem pharmazeutisch hergestellten Aspirin hat Weidenrinde den großen Vorteil, dass sie keine Magenprobleme verursacht und die Magenschleimhaut nicht schädigt.

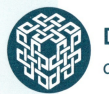

Der »zweite Frühling«
der Frauen

In der chinesischen Kultur bezeichnet man die Menopause als den »zweiten Frühling der Frauen«, weil das Ende der Gebärfähigkeit eine neue Phase in ihrem Leben einläutet, in der sie Kraft aus ihren bisherigen Erfahrungen und Erkenntnissen zu schöpfen vermögen. Gleichzeitig können jedoch bei nachlassender Östrogenproduktion unangenehme körperliche Symptome auftreten: Hitzewellen, Schlaflosigkeit, Kopfschmerzen, Stimmungsschwankungen, Trockenheit von Haut und Schleimhäuten, nachlassende Elastizität der Haut und Gedächtnisstörungen.

Um diesen Übergang zu erleichtern, empfehle ich den Verzehr von Nahrungsmitteln, die reich an Phytoöstrogenen sind, also pflanzlichen Hormonen, die eine abgeschwächte Form der körpereigenen Hormone darstellen. Dazu gehören Äpfel, brauner Reis, Kohl, Karotten, Bohnen, Hülsenfrüchte, Rote Bete, Zitrusfrüchte, Mais- und Hafermehl, Kartoffeln, Rettich, Fenchel sowie Soja. Letzteres ist reich an Genistein, das wie Östrogen vor Osteoporose und anderen Alterserscheinungen schützt. Viele andere Hülsenfrüchte enthalten solche Substanzen in vergleichbaren Mengen, etwa gelbe Erbsen, Vigna-, Pinto-, Mung-, Adzuki-, Fava-, Lima-, rote Kidney- und schwarze Bohnen.

Wichtig für einen blühenden zweiten Frühling sind außerdem Übungen zur Stärkung des Herz-Kreislauf-Systems sowie Tai Chi und Yoga zum Ausgleich der Energien.

Langes Leben,
dauerhafte Sexualfunktion

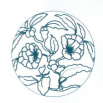

Die männliche Variante der Menopause, die so genannte Andropause, beginnt mit ungefähr fünfzig Jahren, wenn der Hormonspiegel sinkt, was oft zu einer Verringerung der Libido und der sexuellen Leistungsfähigkeit führt. In diesem Alter haben die meisten Männer schon einige Gefäßablagerungen, wodurch sich der Blutstrom zum Penis verringert. Diese beiden Faktoren können zu einer erektilen Dysfunktion führen, was für viele Männer ein besonders verstörender Aspekt des Alterns ist.

Die chinesische Medizin ist schon lange sehr erfolgreich darin, das Nachlassen der männlichen Sexualkraft wieder rückgängig zu machen. Dabei helfen unter anderem die Geweihkolben junger Hirsche, Ginseng-, Morinda-, chinesische Senegawurzel und Horny Goat Weed, denn sie verbessern die Durchblutung, aktivieren die Hodenfunktion und stimulieren das Hormonsystem. Untersuchungen haben gezeigt, dass Horny Goat Weed einen milden androgenähnlichen Effekt hat und die sensorischen Nerven im Penis anregt. Die entsprechende Rezeptur wird unter dem Namen »Dragon Male Formula« gehandelt.

Außerdem empfehle ich Patienten mit erektiler Dysfunktion Übungen zur Stärkung des Herz-Kreislauf-Systems, weniger Stress, ausreichend Schlaf und eine zinkreiche Ernährung. Viel Zink enthalten Austern, Kürbis-, Sonnenblumenkerne, Erd-, Paranüsse, Cashewkerne, Hülsenfrüchte, brauner Reis und Weizenkeime.

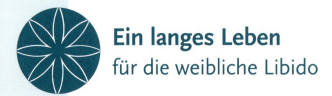

Ein langes Leben
für die weibliche Libido

Mit zunehmendem Alter spüren Frauen, wie ihr Interesse an sexuellen Aktivitäten deutlich nachlässt. Das hat überwiegend mit der geringeren Produktion der Hormone Östrogen und Testosteron zu tun. Als weitere Faktoren kommen Stress, mangelndes Selbstwertgefühl, Müdigkeit und ein alternder Partner infrage.

Um die hormonellen Voraussetzungen der Libido zu verbessern, empfehle ich meinen Patientinnen oft eine Rezeptur, die sich »Femine Desire« nennt; sie regt die Hormonproduktion ebenso an wie die Vitalität, die Energie und das natürliche Verlangen. Die Rezeptur kombiniert Horny Goat Weed, das sowohl die männliche als auch die weibliche sexuelle Potenz stärkt, mit Kräutern wie Dong quai, wilder Yams und Ginseng sowie Gewürzen wie Anis, Ingwer und Kurkuma.

Die Verdauungsfrage:
Drei Kräuter beantworten sie

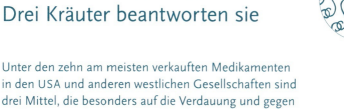

Unter den zehn am meisten verkauften Medikamenten in den USA und anderen westlichen Gesellschaften sind drei Mittel, die besonders auf die Verdauung und gegen Sodbrennen wirken. Der Grund dafür ist unser Leben in einer Kultur, die durch schlechte Ernährung und Verdauung gekennzeichnet ist – und durch die damit einhergehende defizitäre Gesundheit und geringe Lebenserwartung.

In diesem Buch finden Sie viele Tipps, die Ihnen in dieser Hinsicht weiterhelfen können, beispielsweise Gewichtskontrolle, kleinere Mahlzeiten, gründliches Kauen, weniger Stress, Verzicht auf Kaffee, Zigaretten, Alkohol und frittierte Speisen. Außerdem können Sie regelmäßig Kräuter zu sich nehmen, die leicht zu bekommen sind und von denen man weiß, dass sie Digestionsproblemen vorbeugen oder sie lindern. Pfefferminze hat beispielsweise gut dokumentierte Eigenschaften: Sie fördert die Produktion gesunder Verdauungssäfte, entspannt die Därme, lindert Krämpfe, beruhigt den Magen und hilft bei Blähungen. Der ebenfalls eingehend untersuchte Ingwer schützt nachweislich die Schleimhäute im Verdauungstrakt und sorgt für ein gesundes Gleichgewicht der Magensäfte. Auch die Kamille ist eine ausgezeichnete Pflanze zur Beruhigung des Magens. Sie können diese drei Kräuter mischen und daraus einen Tee machen, den sie zu den Mahlzeiten trinken.

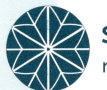

Sehen Sie sich selbst
mit hundert

In unserer zunehmend älter werdenden Bevölkerung leiden Millionen von Menschen unter Störungen der Sehfähigkeit. Glaukome, Katarakte und Makuladegeneration können zur Blindheit führen. Natürliche Arzneien helfen Ihnen, Ihre Sehfähigkeit zu erhalten.

Die Heidelbeere, eine Verwandte der Blaubeere, fördert den Blutstrom zu den Augennerven und enthält reichlich Antioxidanzien. Ebenfalls geeignet sind Bockdornbeeren, die in der chinesischen Medizin traditionell zur Stärkung der Sehfähigkeit verwendet werden. Chrysanthemenblüten senken den Augeninnendruck; und die Pfefferminze ist nicht nur reich an Antioxidanzien, sondern darüber hinaus ein traditionelles Mittel zur Verbesserung der Sehfähigkeit. Sie alle können auch in Form von Nahrungsergänzungen verwendet werden. Lutein, eine Substanz, die man in dunkelgrünem Blattgemüse findet, beugt Katarakten vor, und eine tägliche Dosis Vitamin E kann das Risiko für Katarakte halbieren. Natürlich sollten Sie Karotten essen – sie stecken voller Vitamin A – und Ihre Augen schonen, indem Sie Reizstoffe, Augenmüdigkeit und grelles Sonnenlicht meiden (oder eine gute Sonnenbrille mit UV-Schutz tragen).

Natürliche Energiespender
für mehr Aufmerksamkeit

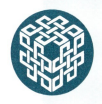

Ein Mangel an Energie und Vitalität gehört wahrscheinlich zu den weitestverbreiteten Beschwerden des Alterns. Doch statt zu starken Anregungsmitteln wie Kaffee zu greifen, die nicht ohne Nebenwirkungen sind, sollten Sie es lieber mit den sanften Energiespendern aus Ihrem Gewürzregal versuchen. Untersuchungen belegen, dass Wirkstoffe in ganz alltäglichen Kräutern und Gewürzen unsere geistigen Funktionen anregen und unsere körperlich Vitalität stärken können. Vor allem einer dieser Wirkstoffe, das Cineol, hat in entsprechenden Experimenten dafür gesorgt, dass Ratten besser ihren Weg durch Labyrinthe finden konnten. Unter den Kräutern, die reich an Cineol sind, steht Kardamom an der Spitze, gefolgt von Eukalyptus, grüner Minze, Rosmarin und Ingwer. Statt einer Tasse Kaffee sollten Sie deshalb lieber einen Tee aus einem der genannten Kräuter trinken, um Ihre Energie anregend zu würzen.

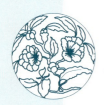

Ein langes Leben
für Ihr Gehör

Warum wird unser Gehör im Laufe der Jahre schlechter? Die Blutzufuhr zu den Gehörnerven wird geringer, und die neuronale Leitfähigkeit zum Gehirn lässt nach. Die östliche Medizin setzt schon lange Akupunktur ein, um die Blutversorgung des Gehörs zu verbessern und die Leitfähigkeit zu normalisieren, denn das kann sowohl einen Tinnitus (Ohrgeräusche) als auch Schwerhörigkeit lindern.

In Ihrer Nähe gibt es keine Akupunktur-Praxis? Dann können Sie auch selbst etwas zur Verbesserung Ihrer Hörfähigkeit tun. Tägliches Training zur Stärkung des Herz-Kreislauf-Systems fördert die Durchblutung insgesamt und damit auch die Blutversorgung des Gehörs. Die Nahrungsergänzung Niacin oder Vitamin B_3 hilft, die Kapillaren zu erweitern, und es fördert den Blutstrom zu den winzigen Gefäßen im Innenohr, die den Hörnerv versorgen. Ein anderes B-Vitamin, das Cholin, ist unverzichtbar, damit der Körper den wichtigen Neurotransmitter Acetylcholin bilden kann. Reich an Niacin und Cholin sind Hülsenfrüchte und Bohnen, besonders Sojabohnen, Weizenkeime, Vollkorngetreide, Avocados, Bierhefe, Erdnüsse, grüne Blattgemüse und Fisch.

3. Wo wir leben:
Umgebung, Ökologie und Gemeinschaft

Von den schroffen Bergen Armeniens bis zu den grünen Tälern Ecuadors, von den unberührten Ausläufern des Himalaja bis zur besinnlichen Insel Okinawa ist es kein Zufall, dass in bestimmten Gebieten besonders viele Hundertjährige leben. Diese »Shangri-Las« haben alle gemeinsame Charakteristika: reine Luft, gutes Wasser, wenig Stress, enge Gemeinschaften und eine unbeeinträchtigte Natur. Wenn es um ein langes Leben geht, ist eine saubere Umwelt die eine Hälfte der Gleichung.

Der größte Teil der Weltbevölkerung muss sich mit den Nebenwirkungen des modernen Fortschritts abfinden: Umweltverschmutzung und Giftbelastungen. Wissenschaft und Technik haben uns ein bequemeres Leben, mehr Hygiene und bessere medizinische Versorgung beschert und dazu beigetragen, dass die Lebenserwartung weltweit gestiegen ist. Aber der Zugewinn an Lebensqualität und Lebensjahren wird überschattet durch die giftigen Nebenprodukte ebenjener industriellen Leistungen, die ihn hervorgebracht haben.

Eine grundlegende Voraussetzung für außergewöhnliche Gesundheit ist ein Leben in Harmonie mit der Umwelt. Doch wir haben nicht nur dafür gesorgt, dass unsere Umwelt bei uns selbst Krebs auslösen kann, sondern wir machen es auch anderen Lebewesen schwer, in der Natur zu überleben. Seit Beginn der industriellen Revolution sind durch menschliche Aktivitäten Hunderttausende Arten von unserem Planeten verschwunden. Wenn wir die Warnsignale weiter ignorieren, könnte es sein, dass wir am Ende uns selbst auslöschen. Das würde uns dem Ziel eines langen Lebens kaum näherbringen.

Harmonie mit der Umwelt bezieht sich auch auf die subtilen Sphären. Schon vor langer Zeit haben die chinesischen Weisen die Energiebahnen erkannt, die sich kreuz und quer über die Oberfläche unseres Planeten ziehen. Deren Zusammenspiel – unsichtbar, aber von starkem Einfluss auf unsere Gesundheit, unser Wohlbefinden und unseren Erfolg im Leben – nennt man »Feng-Shui«, was wörtlich übersetzt »Wind und Wasser« bedeutet. Ähnlich wie die Akupunktur unsere körperliche Energie wieder harmonisch durch die Meridiane fließen lässt, wird eine Anpassung Ihrer Lebens- und Arbeitsumwelt an die Meridiane unserer Erde positive Energien durch Ihr Leben fließen lassen.

Zu unserer Umwelt gehört auch die Gemeinschaft der Menschen, mit denen wir zusammenleben. Das menschliche Milieu, in dem wir arbeiten und leben, spielt eine Rolle für den Erfolg unseres Plans zur Lebensverlängerung. Die Gemeinschaft kann unsere Gesundheit fördern oder Stress auslösen – uns manchmal sogar feindlich gesinnt sein. Wenn Sie lange leben wollen, dann sollten Sie sich mit Menschen umgeben, die Sie unterstützen und Ihre positiven Werte teilen.

Schließlich können auch kosmische Einflüsse wie die Jahreszeiten und atmosphärische Faktoren einen nachhaltigen Einfluss auf Ihre Gesundheit haben. Viruserkrankungen und saisonal bedingte depressive Phasen kommen am häufigsten im Winter vor, Asthma und Lungenbeschwerden haben ihren Höhepunkt im Herbst. Wenn Sie die Rhythmen der Natur verstehen und erkennen, wie die Veränderungen Ihre Gesundheit beeinflussen, dann können Sie sich schon im Vorfeld aktiv darauf einstellen und damit Krankheiten vorbeugen. Das ist mit einer harmonischen Anpassung an die Umwelt gemeint.

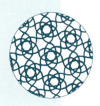

Grüneres Gras
ist vielleicht nicht besser

Unkrautvernichter enthalten Chemikalien, die giftig für unser Nervensystem sind und sich als krebserregend erwiesen haben. Wenn Sie lange leben wollen, sollten Sie keine Herbizide und keinen Kunstdünger auf Ihrem Rasen verwenden. Düngen Sie stattdessen mit biologischem Kompost oder Mist, entfernen Sie regelmäßig das Unkraut und säen Sie stark verkrautete Bereiche neu ein. Schneiden Sie das Gras nicht zu kurz, denn dadurch liegen die Wurzeln offen, und der Rasen wird anfällig für Krankheiten. Erkundigen Sie sich auch, wie Ihr Golfplatz gepflegt wird. Halten Sie sich gegebenenfalls nicht zu lange dort auf, vor allem nicht in der heißen Sonne; denn extreme Hitze kann die schädlichen Auswirkungen von Herbiziden verstärken.

Saubere Verbrennung
für ein langes Leben

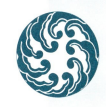

Alle Bemühungen zum Schutz unserer Gesundheit sind bedeutungslos, wenn ein Unfall oder eine Beeinträchtigung von außen unser Leben vorzeitig beendet. Einige wenige Sicherheitsmaßnahmen können dieses Risiko deutlich verringern. Kohlenmonoxidvergiftungen zum Beispiel sind sehr gefährlich. Weil dieses Nebenprodukt der Verbrennung geruchlos ist, merken die meisten gar nicht, dass sie ihm ausgesetzt sind. Prüfen Sie auch zwischen den regelmäßigen Kontrollen durch den Schornsteinfeger Ihre Therme bzw. den Ofen, das Heißwassergerät und den Herd. Wenn Sie dort eine gelbe oder unregelmäßig geformte Flamme sehen, sollten Sie das Gerät sofort warten lassen – es könnte sein, dass Sie Kohlenmonoxid einatmen. Dichten Sie die Tür zwischen Haus und Garage gut ab und halten Sie sie fest verschlossen, vor allem wenn Sie Ihren Wagen starten. Machen Sie den Motor immer erst an, nachdem Sie das Garagentor geöffnet haben. Und schließlich: Lassen Sie frische Luft ins Haus bzw. in die Wohnung, wann immer das möglich ist.

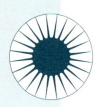

Ihr Arbeitsplatz
sollte frei von Ausdünstungen sein

Die Standards für Energieeffizienz schreiben vor, dass moderne Häuser und Bürogebäude gut isoliert sein müssen, um Temperaturschwankungen zu vermeiden. Das fördert einen Zustand, den man als »Sick-Building-Syndrom« bezeichnet, eine unspezifische Krankheit, welche die Bewohner solcher Gebäude befallen kann. Die Ausdünstungen von Teppichböden, Möbeln, Putz- und Reinigungsmitteln, Insektiziden, Druckern und anderen Produkten bzw. Geräten führen zu Reaktionen des Immunsystems und schließlich zu seiner Abstumpfung, was einer vorzeitigen Alterung Vorschub leistet. Lassen Sie frische Luft durch Ihr Haus oder Büro zirkulieren, indem Sie früh am Morgen und spät am Abend die Fenster öffnen. Um diese Tageszeiten ist die Außenluft normalerweise am saubersten.

Insekten zu töten
kann Ihre Zellen töten

Insektensprays, die man im Haushalt einsetzt, um Ameisen, Kakerlaken oder ähnliches Ungeziefer zu vernichten, bestehen aus giftigen Chemikalien, die unser Leben verkürzen können. Forscher haben festgestellt, dass Kinder aus Haushalten, in denen Pestizide versprüht werden, ein sehr viel höheres Risiko haben, schon in jungen Jahren an Leukämie zu erkranken. Entscheiden Sie sich für eines der alternativen biologischen Insektenmittel, die Sie im Naturwarenhandel bekommen.

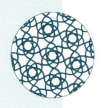

Prüfen Sie
Ihre Radonbelastung

Im Freien findet man das radioaktive Gas Radon nur in so geringen Konzentrationen, dass es keine Gefahr für die menschliche Gesundheit ist. In geschlossenen Räumen kann sich Radon jedoch so stark anreichern, dass es krebserregend wirkt (es verursacht Lungenkrebs). Seine Konzentration ist regional unterschiedlich, aber besonders hoch in der Nähe von Uranvorkommen (in der Bundesrepublik sind nur kleinere Uranvorkommen ohne wirtschaftliche Bedeutung vorhanden [zum Beispiel im Schwarzwald, Bayerischen Wald, Fichtel- und Erzgebirge]). Um festzustellen, ob die Konzentration in Ihrem Haus oder Büro besonders hoch ist, können Sie einen Radondetektor einsetzen und ihn zur Analyse an ein Labor schicken.

Die wichtigsten Maßnahmen zur Minimierung der Radonbelastung sind sehr einfach: Dichten Sie alle Risse in Ihrem Kellerboden ab, schlafen Sie nicht in unterirdischen Räumen und verbringen Sie dort überhaupt möglichst wenig Zeit. Außerdem sollten Sie dafür sorgen, dass Ihr Haus und Ihr Arbeitsplatz immer gut durchlüftet sind.

Gefahr
liegt in der Luft

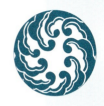

Trotz all unserer Bemühungen, uns gesund zu ernähren, ausreichend zu bewegen und Stress zu vermeiden, kann die Luftverschmutzung unser Leben verkürzen. Und dieses Problem beschränkt sich nicht auf den Aufenthalt im Freien. Winzige Partikel und Gase können auch die Luft in unseren Innenräumen kontaminieren. Die beste Luftreinigungstechnologie ist derzeit ein HEPA-Filtersystem, das ursprünglich für Krankenhäuser entwickelt wurde, die Asthmatiker behandeln (HEPA steht für High Efficiency Particle Arrestance [das heißt hochwirksamer Teilchenfänger]). Seine Kohlenstofffilter lassen weder Staub noch Tierschuppen, Haare, Pollen, Schimmel, Milben, Autoabgase oder den Ruß von Druckern oder Kopiergeräten durch. Einige Systeme kombinieren HEPA-Filter mit einem Gerät, das ultraviolette Strahlen einsetzt, um Bakterien, Viren und Pilze in der Luft abzutöten. Es gibt auch tragbare Geräte zu kaufen. Denken Sie daran, das Datum auf dem Filter zu notieren und ihn regelmäßig auszuwechseln.

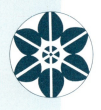 # Sie können rennen,
aber der Umweltverschmutzung nicht entrinnen

Laufen ist eine ausgezeichnete Übung für das Herz-Kreislauf-System und vor allem für Stadtbewohner ein guter Ausgleich, wenn sie viele Stunden an ihrem Arbeitsplatz sitzen müssen. Aber wenn Sie durch Straßen voller Abgase laufen, atmen Sie viele Giftstoffe ein, und dadurch steigt Ihr Risiko, an Lungenkrebs zu erkranken. Um die Belastung möglichst gering zu halten, sollten Sie nur am frühen Morgen joggen, bevor der Berufsverkehr einsetzt, oder Sie können sich auch ein Laufband anschaffen, um sich drinnen in frischer oder gefilterter Luft zu bewegen.

Gönnen Sie
Ihrer Nahrung ein Bad

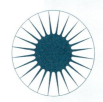

Ernähren Sie sich, so gut es geht, ökologisch, damit Sie möglichst sicher sein können, dass Ihre Nahrung frei von Pestiziden und anderen Chemikalien ist. Falls Sie keine Ökoprodukte bekommen können, sollten Sie zumindest alles gut waschen und abschrubben. Benutzen Sie dazu eine Mischung aus Salz und heißem Wasser oder eine kleine Menge Spülmittel in heißem Wasser. Empfindliche Produkte, die man nicht abbürsten kann, sollten Sie in dieser Lösung einweichen. Spülen Sie alles gründlich ab. Dadurch entfernen Sie zumindest die äußeren Schichten der eingesetzten Schutzmittel sowie das Wachs, auch wenn leider die Chemikalien bleiben, die während der Wachstumsperiode aus dem Boden aufgenommen wurden. Die beste Qualität haben immer Produkte aus ökologischem Anbau.

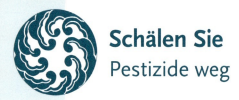

Schälen Sie
Pestizide weg

Sofern Ihr Obst und Gemüse nicht aus dem ökologischen Anbau stammt, sollten Sie die äußere Schale entfernen, um möglichst wenig schädliche Pestizide aufzunehmen. Die wenigsten Pestizidrückstände findet man in Früchten und Gemüsearten mit harter Schale wie Melonen, Kürbissen, Bananen, Ananas, Mais, Zitrusfrüchten und Avocados. Die höchsten Rückstände haben einige Produkte, die man auch schälen kann: Gurken, Zucchini, Pfirsiche und Pflaumen. Andere dagegen sollte man besser nur essen, wenn sie aus ökologischem Anbau stammen, beispielsweise Trauben, Kirschen, Sellerie, Erdbeeren und Tomaten. Der Nachteil des Schälens ist natürlich der, dass einige wertvolle Nährstoffe aus der Schale verloren gehen.

Beim Hausputz sollten Sie
Ihren Körper nicht vergiften

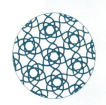

Wenn Sie lange leben wollen, müssen Sie sich vor Produkten schützen, die Ihre Gesundheit gefährden. Haushaltsreiniger enthalten Chemikalien, die schädlich sein können, wenn man sie einatmet. Zum Glück sind in den letzten Jahren natürliche Reinigungsprodukte auf den Markt gekommen, bei deren Anwendung man die Umwelt nicht vergiftet.

Besser noch: Manches können Sie sogar selbst herstellen. Mit verdünntem Essig lassen sich beispielsweise wunderbar die Kacheln in der Küche und im Bad reinigen, ebenso Toilettenschüsseln, Fenster, Spiegel und Teppiche. Die Essigsäure verhindert auch die Ansiedlung von Bakterien und Schimmel. Mischen Sie einfach eine Tasse Weißweinessig mit einer Tasse Wasser und benutzen Sie diese Flüssigkeit wie jedes andere Reinigungsprodukt. Zum Scheuern können Sie Backpulver statt der handelsüblichen Mittel benutzen.

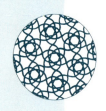

Entgiften Sie
Ihren Backofen

Auch wenn Sie nur Ökoprodukte zu sich nehmen, die mit größter Sorgfalt zubereitet wurden – könnte es doch sein, dass Sie auf giftigen Oberflächen kochen? Konventionelle Reiniger für den Backofen und die Herdplatten enthalten Giftstoffe. Eingebackene Fettreste können Sie problemlos mit Backpulver beseitigen. Streuen Sie es auf, lassen Sie es 5 Minuten einwirken, und schrubben Sie dann mit Stahlwolle oder einer Bürste.

Lassen Sie die Natur
Motten bekämpfen

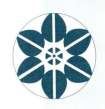

Nichts ist ärgerlicher, als ein Mottenloch in einem neuen Pullover zu finden, den Sie im letzten Winter gekauft haben. Nehmen Sie trotzdem keine Mottenkugeln – sie enthalten einen Stoff, der krebserregend wirkt. Entscheiden Sie sich stattdessen für natürliche Alternativen wie Zedernholz, getrocknete Ringelblumenblüten, Lavendel, Citronella oder Poleiminze, die Sie allesamt im Kräuterhandel bekommen. Am sichersten ist es, wenn Sie Ihre Kleidung in vakuumierten Plastikhüllen lagern.

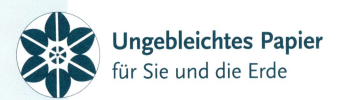

Ungebleichtes Papier
für Sie und die Erde

Papierprodukte sind von Natur aus nicht weiß. Jedes weiße Papier ist mit Chemikalien gebleicht, die Rückstände von krebserregendem Dioxin hinterlassen können (obwohl Dioxine als Bestandteil von Bleichmitteln immer seltener zum Einsatz kommen). Wenn Dioxin auf der Mülldeponie landet, sickert es in den Boden und verseucht das Grundwasser. Deshalb sind ungebleichte Papierprodukte nicht nur für Ihre Gesundheit, sondern auch für die Umwelt besser.

Ist Ihre gereinigte Kleidung
voller Gift?

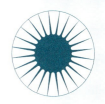

Bei der chemischen Reinigung wird traditionell Perchlorethylen als Lösungsmittel gegen Flecken eingesetzt. Leider sind seine chemischen Rückstände für Menschen giftig. Wer chemisch gereinigte Kleidung trägt, leidet dann möglicherweise unter Kopfschmerzen, Kurzatmigkeit und Benommenheit. Perchlorethylen wirkt auch bei Tieren krebserregend.

Um die Belastung möglichst gering zu halten, sollten Sie die Kleidung nach der Reinigung mindestens 24 Stunden auslüften, bevor Sie sie in den Schrank hängen oder in eine Schublade legen. Am besten wäre es jedoch, Sie würde sich eine Reinigung suchen, die nicht mit chemischen Mitteln arbeitet.

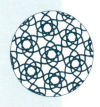

Möbel
müssen nicht neu sein

Dass manche neuen Möbel stark riechen, vor allem Gegenstände aus Spanplatten und Furnier, hat hauptsächlich damit zu tun, dass die Bindemittel immer noch Formaldehyd enthalten können (das ist keineswegs ein Thema vergangener Tage). Diese Substanz kann starke allergische Reaktionen hervorrufen und wirkt bei langfristiger Exposition giftig. Kaufen Sie deshalb lieber gebrauchte Möbel, die schon eine Weile auslüften konnten; oder überzeugen Sie sich davon, dass die Möbel ohne Formaldehyd produziert wurden. Um möglichst gar nicht mit Chemikalien in Kontakt zu kommen, sind Möbel aus echtem Holz noch besser.

Wissen, wo wir leben:
Wohnort und Lebenserwartung

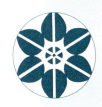

Niemand will in der Nähe von Giftmülldeponien, Kernkraftwerken oder gefährlichen Abfallhalden leben. Aber es gibt auch Umweltbelastungen, die weniger offensichtlich sind. Da überall neues Bauland erschlossen wird, wissen wir vielleicht gar nicht, welche Altlasten sich noch auf einem Grundstück befinden. Liegt es beispielsweise in der Nähe einer ehemaligen Abfalldeponie, dann könnte dort immer noch Methan entweichen. Ein Grundstück, das in der Windrichtung nahe bei einer Tankstelle oder einer chemischen Reinigung liegt, könnte mit Benzin- oder Perchlorethylendämpfen belastet sein. Informieren Sie sich über die Vergangenheit Ihres Wohnumfelds und prüfen Sie, aus welcher Richtung der Wind kommt, bevor Sie sich endgültig irgendwo niederlassen. Toxinbelastungen vorzubeugen zahlt sich langfristig aus.

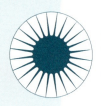

Sorgen Sie für eine gesunde
elektromagnetische Frequenz

Das bioelektrische System unseres Körpers hat, wie das der Erde, eine natürliche Frequenz. Beide liegen im elektromagnetischen Feld (EMF) bei 7,8 Hertz. Bei den Elektroleitungen im Haushalt beträgt die Frequenz dagegen 60 Hertz. Da die meisten Funktionen unseres Körpers durch elektromagnetische Ströme geregelt werden, können die Unterschiede zwischen der Schwingungsrate unseres Organismus und jener unserer direkten Umgebung zu funktionellen Störungen und Ungleichgewichten führen. Kinder, die in der Nähe von Hochspannungsleitungen leben, entwickeln beispielsweise doppelt so häufig Krebs wie andere. Um Ihre Belastung möglichst gering zu halten, sollten Sie ein bis zwei Meter Abstand von elektrischen Geräten wie Mikrowellen, Fernsehern, Kühlschränken, Dimmern, Heizlüftern, fluoreszierendem Licht und Elektrouhren wahren.

Züchten Sie Frischluft
in Ihren Räumen

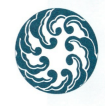

Unser Heim sollte ein sicherer Hafen für uns sein, ein Ort, der unsere Gesundheit und unsere geistige Entspannung fördert. Heutzutage haben wir jedoch viele synthetische Stoffe in Gebäuden, Möbeln und elektronischen Geräten, die flüchtige organische Chemikalien (VOCs) abgeben. Zu diesen giftigen Gasen gehören möglicherweise Formaldehyd aus Plastiktaschen, Benzen aus Tapeten und Xylen aus Computerbildschirmen. Diese Luftschadstoffe in den Räumen verstärken Allergien und Müdigkeit. In schweren Fällen können sie zu Krebs oder angeborenen Behinderungen führen. Mutter Natur hält jedoch Abhilfe bereit: Pflanzen sind die besten Luftreiniger. Sie produzieren Sauerstoff und beseitigen gleichzeitig Schadstoffe. Am wirksamsten sind Zimmerpalmen, Efeu, Ficus, Anthurien und Chrysanthemen. Füllen Sie Ihr Haus mit Zimmerpflanzen und bringen Sie frische Luft in die Räume.

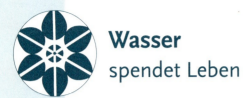

Wasser
spendet Leben

Da unser Körper zu fast 90 Prozent aus Wasser besteht, ist es für unsere Gesundheit unverzichtbar, dass wir reines Wasser trinken und darin baden. Weltweit ist es jedoch inzwischen schwierig geworden, von Giften unbelastete Wasserquellen zu finden. Unser Trinkwasser aus öffentlichen Leitungen und ländlichen Brunnen wird regelmäßig kontrolliert, aber auch trotz Trinkwasserverordnung und aller Mühe der Wasserversorgungsunternehmen kann eine völlige Freiheit von Schadstoffen, von denen eine ganze Reihe krebserregend sind, nicht garantiert werden. Forschungsergebnisse belegen, dass die Aufnahme solcher Schadstoffe über die Haut ebenfalls eine bedeutsame – und weitgehend unbeachtete – Bedrohung unserer Gesundheit darstellt. Gefiltertes Wasser ist die beste Lösung. Eine gute Filteranlage kann teuer sein, aber sie garantiert Ihnen und Ihrer Familie Wasser von möglichst guter Qualität.

Weniger Plastik
in Ihrer Umgebung

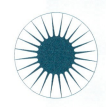

Leicht, haltbar und vielseitig – mit diesen Vorzügen ist Plastik ein allgegenwärtiges Material, das unserer Bequemlichkeit dient. Viele Kunststoffe geben jedoch Vinylchlorid und andere gefährliche Gase ab, die zu Krebs, Behinderungen, Lungen- und Leberkrankheiten führen können. Außerdem ahmen sie im Körper die Wirkung von Östrogen nach, was vor allem bei Frauen hormonelle Ungleichgewichte erzeugen kann. Abgesehen von den unübersehbaren Kunststoffen – in unseren Fernsehern, Computern, Telefonen, Kaffeemaschinen, Wasserflaschen und Vorratsdosen – findet man auch dort noch Plastik versteckt, wo man es vielleicht am wenigsten vermutet: in Kosmetika, Teppichen, Kaugummi, Damenbinden, Papiertaschentüchern, Toilettenpapier, Matratzen, Isolierstoffen und Kleidung aus Polyester. Verringern Sie Ihre gesundheitlichen Risiken, indem Sie möglichst wenig Plastik benutzen. Verwenden Sie Wasserflaschen aus Glas, Holzspielzeug, Papierprodukte aus recycelten Fasern, Hygieneprodukte und Kosmetika mit natürlichen Bestandteilen sowie Kleidung, Bettzeug und Matratzen aus Baumwolle oder Wolle.

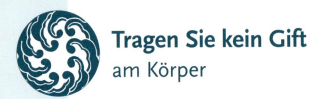

Tragen Sie kein Gift
am Körper

Die Kleidung, die wir tragen, und die Art und Weise, wie wir sie reinigen, können tatsächlich unsere Lebenszeit verkürzen. Farbstoffe enthalten Benzidine, die leicht über die Haut aufgenommen werden und so stark krebserregend sind, dass sie in den meisten westlichen Ländern nicht mehr benutzt werden. Doch Bekleidung wird heute überwiegend von weit her importiert, und ein großer Teil davon enthält nach wie vor solche Farbstoffe. »Bügelfreie« Baumwolle wird zudem mit Formaldehydharzen behandelt. Sie geben Gase ab, die Allergien, Asthma, Husten, Kopfschmerzen, Schlafstörungen, Müdigkeit und Hautrötungen verursachen können. Wenn wir unsere Kleidung mit chlorhaltigen Waschmitteln reinigen und bleichen, kann das eingeatmete Chlor die oberen Luftwege und die Lunge reizen. Grundlegend ist: Tragen Sie naturgefärbte Baumwolle, waschen Sie Ihre Kleidung mit Backpulver oder einem natürlichen Reinigungsmittel und bleichen Sie mit einem nicht chlorhaltigen Bleichmittel.

Der hohe Preis
künstlicher Schönheit

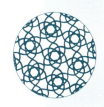

Wenn wir Kosmetika benutzen, kann es ironischerweise sein, dass wir unser tatsächliches Wohlbefinden schmälern, indem wir den »gesunden« Schimmer auftragen. Die Kosmetikindustrie gehört zu den größten Verbrauchern schädlicher Chemikalien. Beispiele sind Formaldehyd in der Wimperntusche, Kunstharze im Lippenstift sowie chemische Lösungsmittel in der Make-up-Grundierung. Alle diese Substanzen sind nachweislich krebserregend oder stehen im Verdacht, es zu sein. Im Naturwarenhandel gibt es Alternativen, die statt der Chemikalien gefärbte Kreide, Pflanzenöle und andere Naturstoffe enthalten.

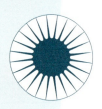

Haarpflege
ist Gesundheitspflege

Die menschliche Kopfhaut ist sehr porös und nimmt leicht schädliche Chemikalien auf. Von Haarfärbemitteln bis zu Shampoos und Sprays stecken viele kommerzielle Produkte voller Teerfarben, Ammoniak, Formaldehyd, Kunstharze und künstlicher Duftstoffe, die alles Mögliche verursachen können – von Hautreizungen bis zu Krebs oder Blindheit.

Natürliche Alternativen bekommen Sie im Naturwarenhandel, oder Sie können selbst welche herstellen. Um Ihr Haar dunkel zu färben, eignen sich starker schwarzer Tee oder Kaffee, während Sie es mit Zitronensaft aufhellen können. Backpulver, auf die Kopfhaut gerieben und dann ausgespült, wirkt besser als konventionelle Shampoos, die chemische Rückstände im Haar hinterlassen können. Orangenwasser oder Honigwasser können das Haarspray ersetzen und natürliche Gelatine das Gel. Um das Gel zu konservieren, fügen Sie einfach so viel Wodka hinzu, dass die Mischung 25 Prozent Alkohol enthält.

Leben Sie in Harmonie
mit der Erdenergie

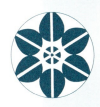

Feng-Shui oder Geomantie ist die Lehre von den Energiemeridianen, die sich kreuz und quer über die Erde ziehen, und die Praxis, das eigene Leben mit diesen Energien in Übereinstimmung zu bringen. Unser Planet ist eine Art großer magnetisierter Ball, dessen positive und negative Ladungen durch die Längengrade zirkulieren, und die elektromagnetischen Auswirkungen auf seine Bewohner sind subtil, aber nachhaltig. Wenn Sie Ihre Umgebung in Harmonie mit den Erdmeridianen einrichten, bringt Ihnen das Gesundheit. Doch wenn Sie das Energienetz verletzen, können Ungleichgewichte und Krankheiten die Folge sein.

Ihr Bett zum Beispiel sollte nach Möglichkeit in Nord-Süd-Richtung stehen. Manche Menschen bemerken nach einer entsprechenden Umstellung, dass sie zuvor noch nie so gut geschlafen haben. Das Ziel des Feng-Shui liegt letztlich darin, die Geschenke der Natur zum eigenen Vorteil zu nutzen.

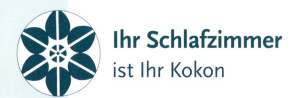

Ihr Schlafzimmer
ist Ihr Kokon

Da wir ungefähr ein Drittel unseres Lebens im Schlaf verbringen, ist das Schlafzimmer der wichtigste Raum. Idealerweise sollte es möglichst weit entfernt vom Eingang und von der Straße im ruhigsten Teil des Hauses liegen. Die Ausstattung sollte minimalistisch – nichts, was aufregend oder ablenkend wirken könnte – und in beruhigenden Farben gehalten sein: in Blau-, Grün- und Grautönen. Sorgen Sie für sparsame Beleuchtung und leise, beruhigende Musik. Wenn in der Nachbarschaft viel Lärm herrscht, verhilft Ihnen eine Schalldämpfung zu einer ruhigen Atmosphäre. In Ihrem Schlafzimmer sollten Sie sich behaglich und sicher fühlen wie in einem Kokon.

Fernsehgeräte und Computer gehören nicht in diesen Raum. Sie erzeugen elektromagnetische Felder und positive Ionen, die Reizbarkeit und Unruhe auslösen können. Sie sollten auch keine Pflanzen im Schlafzimmer haben, denn diese geben nachts Kohlendioxid ab und entziehen Ihrer Atemluft Sauerstoff. Eine Umgebung, in der Sie sich entspannen können, fördert Ruhe und Erholung, die grundlegend für eine gute Gesundheit und ein langes Leben sind.

Die Energiepunkte
auf dem Kompass

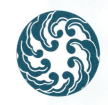

Die Prinzipien des Feng-Shui basieren auf der alten taoistischen Vorstellung energetischer Polarität. Die Ausdrücke »Yin« und »Yang« beschreiben gegensätzliche, aber komplementäre Energiezustände im Universum, die ohne einander nicht denkbar wären. Ein Gleichgewicht zwischen den beiden Polaritäten kann Ihnen zu einem vorteilhaften energetischen Einklang und einem gesunden Leben verhelfen. Yin verkörpert die »negative« elektrische Ladung und zusammenziehende Energie, während Yang die »positive« elektrische Ladung und einen expansiven Energiezustand charakterisiert. Die beiden Yin-Richtungen sind Norden und Westen, wo die Sonne untergeht. Die beiden Yang-Richtungen sind Süden und Osten, wo die Sonne aufgeht.

Auch Ihre Aktivitäten im Leben können in die Kategorien Yin und Yang eingeordnet werden. Schlafen, sich entspannen, lesen und baden sind Yin-Aktivitäten. Sport und körperliche Bewegung, kochen, seinen Hobbys nachgehen und lernen sind dagegen Yang-Aktivitäten. Deshalb sollten Schlafzimmer und Bad vorzugsweise im nördlichen und westlichen Teil des Hauses liegen, Arbeitszimmer, Küche, Wohnzimmer und Esszimmer hingegen im Süden und Osten.

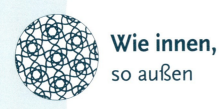

Wie innen,
so außen

Im Inneren unseres Körpers reisen Energie und Blut über Hunderte von Kilometern durch die Meridiane und Adern. Die chinesische Medizin geht davon aus, dass Krankheiten entstehen, wenn Blut oder Energie im Körper stagnieren oder blockiert werden. Auch in den Räumen, in denen wir leben und arbeiten, kann die Energie stagnieren, was zu Disharmonie und Gesundheitsstörungen führt. Stellen Sie die Möbel so, dass sie die natürliche Bewegung der Energie durch das Haus fördern, und achten Sie dabei besonders auf die Ecken, in denen es leicht zu Stagnationen und Ansammlungen von Staub kommt. Zu einem guten Energiefluss gehört auch eine gute Durchlüftung der Räume.

Umarmen
Sie den Boden

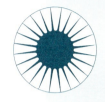

Aus guten Gründen hält uns die Erdanziehungskraft nahe am Boden. Zum einen gilt: Je weiter wir vom Erdboden entfernt sind, desto weniger Verbindung haben wir zum elektromagnetischen Feld (EMF) des Planeten. Die zahllosen Funktionen unseres Körpers werden durch unser eigenes EMF geregelt, das mit jenem der Erde in Verbindung steht. Falls diese Synchronisation unterbrochen wird, können sich Krankheiten entwickeln. Wenn man sich in einem Flugzeug 10 000 Meter über der Erde befindet, ist man zudem einer kosmischen Strahlung ausgesetzt, die fast so hoch ist wie bei einer Röntgenaufnahme des Brustkorbs. Deshalb sollten Sie sich nach Möglichkeit nicht in Räumen aufhalten, die oberhalb des vierten Stockwerks liegen, und Flugreisen auf ein absolut notwendiges Minimum beschränken.

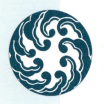

Andere Menschen
fördern unser Wohlbefinden

So wie wir uns bemühen, in unserem Körper und in unserem Haus eine gesunde, positive Atmosphäre zu schaffen, in der die Energie fließen kann, sollten wir uns auch um den Aufbau einer menschlichen Gemeinschaft mit ähnlichen Eigenschaften bemühen, die sich vorteilhaft auf unser Leben auswirken wird. Es kann Ihr Leben um Jahre verlängern, wenn Sie von Verwandten, Freunden und anderen nahestehenden Menschen umgeben sind, die sich liebevoll und hilfsbereit um Ihr Wohlbefinden kümmern und Ihre Stimmung heben. Andererseits kann ein negatives, deprimierendes soziales Umfeld Ihnen die Freude am Leben vergällen und Ihnen den Lebenswillen rauben.

Falls auf Sie die zuerst genannte Situation zutrifft: herzlichen Glückwunsch. Setzen Sie alles daran, dass es so bleibt. Wenn Ihre Umgebung negativ ist, sollten Sie die nötigen Schritte unternehmen – nur Sie können das aus Ihrer besonderen Situation heraus entscheiden – und sich daraus befreien, um sich ein lebensbejahenderes Umfeld zu schaffen.

Gefahr
durch Feuchtigkeit

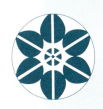

Feuchtigkeit kann Ihre Gesundheit gefährden. Regenwetter und hohe Luftfeuchtigkeit fördern das Wachstum von Schimmelpilzen, die oft schwer aufzuspüren oder für das bloße Auge sogar unsichtbar sind. Bauliche Mängel wie schlecht isolierte Fenster, aber auch eine schlechte Dränage in der Landschaft oder Räume im Souterrain können zur Schimmelpilzbildung beitragen. Wenn Sie dem Schimmel ausgesetzt sind, kann das Gesundheitsstörungen verursachen, die von Nebenhöhlenbeschwerden und Kopfschmerzen bis zu ernsten Verdauungsproblemen oder Leberschäden reichen. Deshalb ist es wichtig, eventuelle Wasserschäden sofort zu beseitigen und für ausreichend Sonnenlicht sowie eine gute Durchlüftung, vor allem in den Kellerräumen, zu sorgen. Machen Sie Ihr Haus hin und wieder zum »Backofen«, indem Sie alle Türen und Fenster schließen und die Heizung voll aufdrehen, wenn Sie übers Wochenende unterwegs sind.

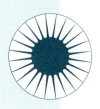

Töpfe und Pfannen
können Sie vergiften

Falls Sie Töpfe und Pfannen aus Kupfer oder Aluminium benutzen, könnte es sein, dass Sie sich langsam selbst vergiften. Wenn diese Metalle heiß werden, können Bestandteile daraus in die Nahrung gelangen und sich allmählich so weit in Ihrem Körper ansammeln, dass sie giftig wirken. Eine hohe Belastung mit Aluminium wird beispielsweise mit Gedächtnisstörungen, Verdauungsschwäche, Kopfschmerzen und Veränderungen des Gehirns wie bei Alzheimer in Verbindung gebracht. Eine hohe Belastung mit Kupfer kann das Immunsystem schädigen und dazu führen, dass sich Krebszellen verbreiten. Wenn man sie mit Scheuermitteln bearbeitet, können sogar Töpfe und Pfannen aus Edelstahl geringe Mengen toxischer Metalle wie Chrom und Nickel abgeben. Manche Pfannen sind mit Teflon beschichtet, einem Kunststoff, der in den letzten Jahren in Verdacht geraten ist, dass er Immunstörungen und Krebs auslösen könnte. Deshalb sollten Sie möglichst nur noch Töpfe und Pfannen aus Porzellan, Gusseisen, Glas oder bleifreiem Ton verwenden.

Benutzen Sie das Handy
mit Vorsicht

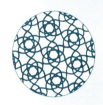

Bequem? Zweifellos. Im Notfall ein Lebensretter? Manchmal. Aber Handys haben ihre Schattenseiten. Es gibt immer wieder neue Hinweise darauf, dass der häufige Gebrauch von Handys Ihrer Gesundheit schaden kann. Kinder unter acht Jahren sollten sie überhaupt nicht benutzen. Forschungsergebnisse zeigen, dass Handynutzer häufiger an gutartigen Tumoren im Ohr und Gehirn erkranken. Verschiedene Untersuchungen lassen den Schluss zu, dass Handys Veränderungen der DNA und der kognitiven Funktionen verursachen können und dass die Rate der Krebserkrankungen in der Nähe von Funkmasten höher liegt.

Eine mögliche Alternative: verdrahtete Kopfhörer mit Magnetkugeln. Diese preiswerten Eisenkugeln werden in der Nähe des Kopfhörers am Draht befestigt und verringern die Strahlung in der Umgebung des Kopfes.

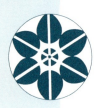

Hochmut kommt vor dem Fall –
Stürze verhindern!

Ich bin wie gesagt vom Dach eines dreigeschossigen Hauses gefallen; und es ist das pure Glück, einen solchen Sturz zu überleben. Die meisten Verletzungen und Todesfälle durch Stürze sind aber nicht die Folge derart dramatischer Unfälle, sondern sie ereignen sich, weil man einfach über einen Gegenstand stolpert, in der Dusche ausrutscht oder die Treppe hinunterfällt. Solchen Stürzen kann man vorbeugen: Installieren Sie beispielsweise Bewegungsmelder für die Beleuchtung dunkler Flure, legen Sie eine rutschsichere Matte in die Dusche und bringen Sie im Bad und an der Treppe einen Handlauf an. Beseitigen Sie Gerümpel, sorgen Sie dafür, dass Teppiche nicht rutschen können, und stellen Sie die Möbel so, dass Sie genug freien Raum zur Bewegung im Haus haben.

Giftkontrolle
beginnt zu Hause

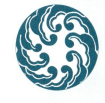

Jedes Jahr erhalten die amerikanischen Behörden, die für die Giftkontrolle zuständig sind, mehr als zwei Millionen Anrufe, in denen es um Vergiftungserscheinungen beim Menschen geht. (In Deutschland müssen jährlich etwa 200 000 Menschen wegen Vergiftungen in Krankenhäusern behandelt werden, in der Überzahl Kinder.) Die meisten Fälle sind Folgen von Drogen und Medikamenten, Alkohol, Kohlenmonoxid und Reinigungsmitteln. Wenn Sie ein langes, gesundes Leben führen wollen, dann sollten Sie auf Medikamente verzichten, sofern sie nicht vom Arzt verschrieben wurden, und Sie sollten Ihren Arzt immer nach natürlichen Alternativen zu solchen Arzneimitteln fragen. Achten Sie darauf, dass es keine Wechselwirkungen mit anderen Arzneien, Nahrungsergänzungen oder pflanzlichen Stoffen gibt, die Sie einnehmen. Wenn Sie Medikamente nehmen müssen, sollten Sie keinen Alkohol trinken und ihn auch sonst nur mäßig zu sich nehmen. Halten Sie sich nie bei laufendem Motor in einer geschlossenen Garage auf. Entsorgen Sie Ihre chemischen Reinigungsmittel, und schaffen Sie stattdessen natürliche Produkte an, um Wohnung und Büro damit sauber zu halten.

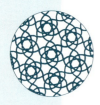

Zahnpasta und Rasierschaum
ohne »Chemie«

Heute ist jedem klar, dass manche Produkte giftige Inhaltsstoffe haben; und deshalb sind wir sehr vorsichtig, wenn wir sie benutzen müssen. Phenole sind beispielsweise krebserregende Chemikalien, die sich in Waschmitteln und Haushaltsreinigern finden, doch stellen sie dort vielleicht keine extreme Bedrohung dar – es bleiben nur wenige Rückstände in der gewaschenen Kleidung, und beim Putzen können wir Handschuhe tragen. Aber es ist eine ganz andere Sache, wenn dieselben Chemikalien in der Zahnpasta oder im Rasierschaum stecken, also in den Mund oder in die Nähe des Mundes gelangen, sodass wir versehentlich etwas davon verschlucken könnten. (Der Einsatz von Phenolen in Kosmetika ist heute in Deutschland nicht bzw. nur mit Beschränkungen erlaubt.) Wenn wir Phenole über die Haut aufnehmen oder in Form von Dämpfen einatmen, sind sie immer leicht giftig. Aber wenn wir sie schlucken, können schon kleine Mengen durch einen Atemstillstand zum Tod führen. Am besten besorgen Sie sich beispielsweise auch vor Antritt einer weiten Reise ausreichend gute Zahnpasta und Rasierschaum auf der Basis von natürlichem Mandelöl oder Kokosöl aus dem Naturwarenhandel.

Kiefernöl
nur in Maßen

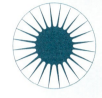

Der wunderbare Duft der Kiefer erinnert Sie vielleicht an Ihren Winterurlaub und die frische Waldluft. Aber wenn man natürliches Kiefernöl konzentriert in Haarwasser, Badeöl, Desinfektionsmitteln, Deodorants und anderen parfümierten Produkten benutzt, dann sollte man auf eine gesunde Dosis achten. Kiefernöl kann die Nasenschleimhaut reizen und die Haut schädigen. Badezusätze mit Kiefernöl sollten Sie nicht berühren, solange sie sich nicht vollständig im Badewasser aufgelöst haben. Achten Sie vor allem darauf, dass Sie nicht aus Versehen etwas verschlucken, was Kiefernöl enthält. Das könnte zu Übelkeit, Benommenheit, Brustschmerzen, Durchfall und Kopfschmerzen führen – im Extremfall sogar zum Atemstillstand oder zu Nierenversagen. Bleiben Sie auf der sicheren Seite, und genießen Sie die Kiefer in ihrer natürlichen Form.

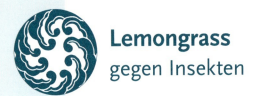

Lemongrass
gegen Insekten

Konventionelle Mittel zur Abwehr von Insekten schützen zwar vor Mückenstichen, können jedoch gefährliche Chemikalien enthalten. Untersuchungen belegen, dass einige Bestandteile sich mit anderen Stoffen wie beispielsweise Arzneimitteln in unserem Körper verbinden können, um dann in dieser Kombination Gehirnzellen abzutöten oder andere neurotoxische Reaktionen auszulösen, zu denen auch Krampfanfälle gehören können. Um Insekten zu vertreiben, sollten Sie deshalb lieber eine natürliche Substanz wie Lemongrass-Öl verwenden. Suchen Sie im Naturwarenhandel nach Produkten, die dieses Öl enthalten, um sich vor Insektenstichen zu schützen.

Sterben
für Schmuck?

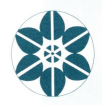

Eine Substanz, die man in manchen Produkten zur Schmuckreinigung finden kann, ist Zyanid (Blausäure) – jawohl, dieses starke Gift, das Ihnen durch seine Dämpfe oder durch Hautkontakt Schaden zufügen kann. Auch wenn Sie durch den damit behandelten Schmuck nur winzige Mengen aufnehmen, können diese sich doch im Körper addieren und unser Wohlbefinden langfristig stören, uns schwächen und vorzeitig altern lassen.

Zum Glück ist ungiftiger Ersatz leicht zur Hand. Benutzen Sie Zahnpasta oder Backpulver sowie ein weiches Tuch zur Reinigung von Gold. Für die Behandlung von Silber legen Sie eine Glasschüssel mit Alufolie aus, geben drei Tassen heißes Wasser hinein und fügen zwei Esslöffel Weinstein hinzu. Warten Sie, bis der Weinstein sich aufgelöst hat. Anschließend legen Sie den Silberschmuck eine Stunde lang in diese Lösung und spülen mit klarem Wasser nach.

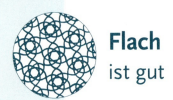

Flach
ist gut

Der Arbeitsplatz kann eine Quelle verborgener Gefahren sein – sogar Ihr Arbeitsplatz zu Hause. Wenn Sie dort einen Computer benutzen, sind Sie der elektromagnetischen Strahlung des Monitors ausgesetzt. Dessen Kathodenstrahlröhre arbeitet mit einer extrem hohen Voltzahl (und gibt folglich eine hohe Strahlung ab). Wenn Sie stattdessen einen Flachbildschirm benutzen, können Sie dieses Risiko völlig ausschalten, denn hier handelt es sich um eine ganz andere Technologie: Flachbildschirme arbeiten nicht nur mit wesentlich geringeren Voltzahlen (meist nur einige hundert Volt), sondern geben auch überhaupt keine elektromagnetische Strahlung ab. Und als zusätzlichen Vorteil dürfen Sie erwarten, dass Ihre Stromrechnung niedriger ausfällt, denn Ihr Flachbildschirm verbraucht sehr viel weniger Energie.

Weg mit
dem Dosenöffner

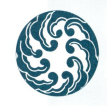

Sich mit frischen Lebensmitteln zu ernähren gehört zu fast jeder medizinischen Tradition. In der heutigen industrialisierten Welt ist es jedoch wichtiger denn je, nicht nur weil die Produkte aus der Region gut für unsere Gesundheit sind, sondern auch wegen der mit Konservennahrung verbundenen Gefahren. Eine Substanz, die man zur Beschichtung von Konservendosen benutzt, Bisphenol A, wird zur Klasse der endokrinen Disruptoren gerechnet, Stoffe, die wie Hormone wirken können, wenn sie vom Körper aufgenommen werden. Wissenschaftler haben festgestellt, dass solche Chemikalien Prostata-, Brustkrebs, Eierstockzysten und Endometriose auslösen können. Um Ihrem Körper die besten Chancen für eine maximale Lebensdauer zu geben, sollten Sie Konservendosen aus der Küche verbannen.

4. Was wir tun:
Körperliche Aktivitäten, Lebensstil und Verjüngung

Das Geheimnis eines langen Lebens liegt in dem, was wir tun – in den Aktivitäten, die unseren Körper geschmeidig, das Denken klar und die Seele zufrieden machen. Der »Lifestyle« der Hundertjährigen ist schlicht, sie führen ein aktives Dasein und gönnen sich andererseits viel Ruhe: Die Zentenaren, die ich kennengelernt habe, widmen sich hingebungsvoll dem lebenslangen Lernen und gehen immer wieder gern auf Reisen. Sie alle scheinen instinktiv die natürlichen Rhythmen in ihrem Inneren und in der Umwelt zu beachten. Ihre positiven Gewohnheiten verhindern, dass sie die natürliche Ordnung des Universums verletzen.

Die meisten Leute müssen gute Gewohnheiten kultivieren. So kümmern sich Eltern beispielsweise darum, dass sich ihre Kinder regelmäßig die Zähne putzen. Wenn das den Kindern allein überlassen bliebe, würden wir am Ende alle so aussehen wie unsere Vorfahren vor einigen Jahrhunderten, zahnlos mit vierzig und schon auf dem Weg in ein frühes Grab. Sich positive Verhaltensweisen anzugewöhnen ist wesentlich, wenn wir ein langes und gesundes Leben führen wollen.

Die chinesischen Hundertjährigen praktizieren gewohnheitsmäßig Tai Chi und Qi Gong, meditative Übungen, die traditionell mit einem langen Leben in Verbindung gebracht werden. Sie nutzen auch die in China seit Jahrtausenden bekannten Gesundheitstechniken wie Aku-

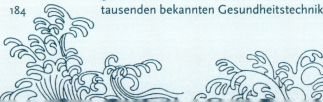

punktur, Akupressur und Energieheilung, die uns mehr Energie verleihen, die Gesundheit fördern sowie Körper und Geist harmonisieren.

Dieses Kapitel fasst alles zusammen, von der besten Tageszeit für körperliche Bewegung bis zu den Ritualen, die uns zu einem guten Schlaf verhelfen, von Übungen zur Verbesserung der Wahrnehmung bis zu Atemtechniken, die uns helfen, Giftstoffe auszuscheiden. Wenn man diese Maßnahmen in einen gesunden Lebensstil integriert, verringern sie anscheinend das Risiko, dass sich unsere schlechten Gene in entsprechenden Krankheiten äußern. Ich habe selbst erlebt, wie dieser Ansatz bei zahllosen Patienten Wirkung zeigte, und ich kenne viele Hundertjährige, deren genetische Ausstattung keineswegs perfekt ist.

Ihre Aktivitäten können positive Auswirkungen auf Ihr Wohlbefinden haben, die gleich jetzt beginnen und für Ihr weiteres Lebens andauern.

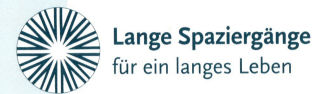

Lange Spaziergänge
für ein langes Leben

Jeder Hundertjährige, mit dem ich während der letzten zwanzig Jahre gesprochen habe, ist täglich mindestens 30 Minuten spazieren gegangen, und die meisten waren sogar über eine Stunde unterwegs. Kein Wunder, dass sie so alt geworden sind: Untersuchungen belegen, dass Spaziergänge das Risiko für Schlaganfälle und Herzkrankheiten verringern und den Spiegel des guten Cholesterols im Blut erhöhen.

Die richtige Zeit
für körperliche Bewegung ist jederzeit!

Wir alle wissen, dass körperliche Bewegung unser Leben verlängert, aber viele Leute behaupten, sie hätten einfach keine Zeit dazu. Sicher ist es bei unseren vollen Terminplänen manchmal schwierig, ein oder zwei Stunden täglich für das Fitnesszentrum zu reservieren. Aber es gibt viele andere Möglichkeiten, sich im Laufe des Tages Bewegung zu verschaffen.

Mein Rat: Nehmen Sie die Treppe statt des Aufzugs; parken Sie Ihr Auto ein paar Blocks vom Ziel entfernt; mähen Sie Ihren Rasen mit dem Handmäher; verzichten Sie auf den Staubsauger und fegen Sie den Boden stattdessen mit dem Besen; spülen Sie von Hand, statt die Maschine zu benutzen; holen Sie sich Ihre Zeitung am Kiosk, statt Sie sich ins Haus liefern zu lassen. Jedes bisschen körperlicher Bewegung zählt!

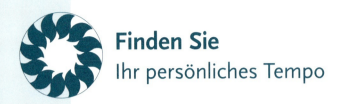
Finden Sie
Ihr persönliches Tempo

Viel zu oft kommen Patienten zu mir, die sich bei ihrem Fitnessprogramm Verletzungen zugezogen haben. Das wird ihre Lebenserwartung nicht erhöhen. Wenn Sie mit neuen Fitnessübungen beginnen, müssen Sie unbedingt darauf achten, dass Sie Ihr persönliches Tempo finden. Ob Sie in einer Gruppe oder allein trainieren, nie sollten Sie sich zwingen, über Ihre persönlichen Grenzen hinauszugehen – wenn es für Sie unangenehm oder schmerzhaft wird, wenn Sie kurzatmig werden, Benommenheit oder plötzliche Müdigkeit empfinden, dann hören Sie auf! Respektieren Sie Ihre Grenzen.

Wenn Sie kein regelmäßiges Training gewöhnt sind, beginnen Sie eine Woche lang mit 10 Minuten täglich. Steigern Sie sich in der zweiten Woche auf 15 und in der dritten Woche auf 20 Minuten. Erhöhen Sie Ihre wöchentliche Trainingszeit weiter um jeweils 5 Minuten, bis Sie bequem 45 bis 60 Minuten täglich schaffen.

Fitness
soll Spaß machen

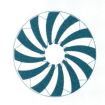

Viele Leute trainieren mit Unterbrechungen – sie beginnen mit einer bestimmten Aktivität und verlieren dann die Lust daran. Aber wirklich profitieren können Sie vom Training nur, wenn Sie es regelmäßig durchführen. Deshalb ist es wichtig, eine Aktivität zu finden, die Ihnen auf Dauer Spaß macht. Das klingt ganz selbstverständlich, doch ich stelle immer wieder fest, dass viele Leute ihr Geld für die Mitgliedschaft in einem Fitnesszentrum verschwenden, obwohl sie offensichtlich nicht gern dorthin gehen. Schauen Sie sich um, bis Sie eine Sportart gefunden haben, die Ihnen wirklich gefällt, sei es nun Tanzen, Rollschuhlaufen, Trampolinspringen, Golfen oder Radfahren. Wenn Sie Spaß an dem haben, was Sie täglich tun, werden Sie auch gern trainieren.

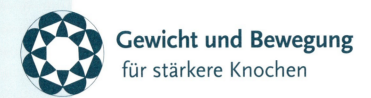

Gewicht und Bewegung
für stärkere Knochen

Mit zunehmendem Alter werden unsere Knochen brüchig und verlieren Kalzium. Dieser als »Osteoporose« bezeichnete Zustand betrifft die Mehrheit der Weltbevölkerung im Alter von über siebzig Jahren. Aber ganz gleich, wie viel Kalzium und Vitamin D man einnimmt, es nutzt nichts ohne körperliche Bewegung und das zusätzliche Gewicht, mit dem diese die Knochen belastet. Wir haben das aus den Erfahrungen der Astronauten im schwerelosen Raum gelernt. Ohne die Schwerkraft haben sie sehr viel mehr Knochensubstanz verloren, als das auf der Erde möglich gewesen wäre.

Das bedeutet nicht, dass Sie jetzt zum Gewichtheber werden müssen. Das mäßige zusätzliche Gewicht, mit dem Sie Ihre Knochen beim einfachen Gehen belasten, reicht schon aus, um den Kalziumgehalt zu regenerieren.

Aerobic
zielt auf das Herz der Dinge

Wer auch immer gesagt hat, Altern sei nichts für schwache Herzen, der hatte recht. Unser Herz ist ein Muskel, der das Blut mit seinen Nährstoffen und dem Sauerstoff durch den Körper pumpt, während gleichzeitig Abfallprodukte des Stoffwechsels beseitigt werden. Je stärker das Herz, desto besser ertragen wir Stress und Belastungen. Der bewährteste Weg, den Herzmuskel zu stärken, besteht darin, dass Sie Ihre Pulsfrequenz beim Training auf 60 bis 80 Prozent Ihres persönlichen Maximums erhöhen. Dieses persönliche Maximum können Sie errechnen, indem Sie Ihr Alter von 220 abziehen. Wenn Sie also fünfzig Jahre alt sind, beträgt Ihr persönliches Maximum 170 Herzschläge pro Minute. Ihre optimale Pulsfrequenz von 60 bis 80 Prozent läge dann zwischen 102 und 136 Herzschlägen pro Minute. Wenn Sie diese Frequenz für einen Zeitraum von 30 Minuten pro Tag an drei Tagen in der Woche erreichen, hilft das Ihrem Herzen, Sie weiterhin gut zu versorgen.

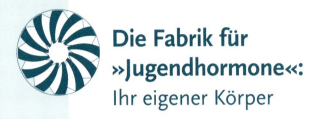

Die Fabrik für »Jugendhormone«:
Ihr eigener Körper

Stellen Sie sich vor, eine Flut von verjüngenden Wachstumshormonen würde sich ohne teure Injektionen oder Pillen durch Ihren Körper ergießen. Untersuchungen belegen, dass Sie allein mit Kniebeugen und Beinpressen Ihre natürliche Produktion dieser Jugendhormone um ein Mehrfaches der normalen Dosis erhöhen können. Mehr Wachstumshormone bedeuten mehr Muskelmasse und Kraft, weniger Fettpolster, mehr geistige Aufmerksamkeit, mehr Freude am Sex und bessere Stimmung. Bringen Sie sich auf Touren, indem Sie mit Gewichten arbeiten, Kniebeugen und Liegestützen machen und auf der Ruderbank trainieren.

Radfahren
für ein längeres Leben

Radfahren ist nicht nur eine gute sportliche Übung, sondern wenn Sie in die Pedale treten, sorgen Sie auch für eine bessere Durchblutung der unteren Körperhälfte, vor allem der Beine und Füße; und das verhilft Ihnen zu einem niedrigeren Blutdruck. Bei einer Gruppe von Leuten in mittlerem Alter, die zehn Wochen lang dreimal pro Woche 60 Minuten Rad fuhren, sank der Blutdruck im Durchschnitt um 13 Prozent. Ein normaler Blutdruck (unter 130 systolisch und 90 diastolisch) ist der Schlüssel zur Verhinderung von Schlaganfällen, Herzkrankheiten und Nierenstörungen.

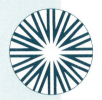

Gegen Diabetes –
mit regelmäßigem Training

Wenn Sie ein langes Leben anstreben, sollten Sie nie die Hoffnung verlieren, auch dann nicht, wenn Sie an ernsten Krankheiten wie Diabetes leiden. Manchmal können die einfachsten Dinge Ihre Gesundheit nachhaltig verbessern. Tägliche Aerobic-Übungen können Ihnen helfen, den Blutzucker zu senken. Denn sie sorgen dafür, dass die Muskeln mehr Glucose verbrauchen, ebenjene Substanz, von der Sie zu viel im Blut haben. Regelmäßiges Training kann Patienten mit Diabetes vom Typ I helfen, ihr Insulin effektiver zu nutzen. Bei anderen Leuten regen Aerobic-Übungen die Bauchspeicheldrüse an, mehr Insulin zu produzieren, sodass Diabetes vom Typ II praktisch ausgeschlossen wird.

Den Nachtisch
wieder abtrainieren

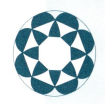

Die 300 Kalorien, die Sie sich mit einer Portion Eiscreme einverleiben, können Sie wieder abarbeiten, indem Sie sich eine Stunde lang den Aktivitäten widmen, die zu Ihrem täglichen Leben gehören: Rasenmähen mit dem Handmäher, Gartenarbeit, kehren, tanzen. Wenn Sie also nächstes Mal ein Eis essen oder sich ein paar Schokoladenplätzchen gönnen, dann sorgen Sie dafür, dass Sie noch einiges im Haushalt zu erledigen haben. Oder gehen Sie tanzen. Ich persönlich verzichte lieber auf den Nachtisch.

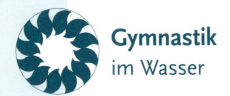

Gymnastik
im Wasser

Zu viele Leute stellen fest, dass sie schon in jüngeren Jahren Probleme mit den Hüften und den Knien haben. Für ein langes Leben ist das ungünstig, denn körperliche Bewegung spielt eine entscheidende Rolle bei der Erhaltung Ihrer Gesundheit. Aber auch wer unter Gelenkschmerzen leidet, kann sich die nötige Bewegung verschaffen, beispielsweise durch Wassergymnastik. Im Wasser kann man nicht nur schwimmen, sondern auch die in den letzten Jahren so populär gewordenen Sportarten Wasser-Aerobic oder das Aqua-Jogging betreiben.

Wasser ist ein perfektes Kissen für Ihre Gelenke und bietet gleichzeitig den nötigen Widerstand für ein gutes Herz-Kreislauf-Training. Forschungsergebnisse zeigen überdies, dass Wassergymnastik, auch wenn sie die Knochen nicht mit zusätzlichem Gewicht belastet, doch gegen Osteoporose hilft. Viele Gesundheitszentren bieten inzwischen entsprechende Kurse an.

Bleiben Sie cool
in der Sommerhitze

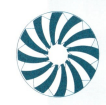

Während der heißen Jahreszeit sollten Sie einen kühlen Kopf behalten: Entscheiden Sie sich für Sportarten, die Ihren Körper nicht überhitzen. Empfehlenswert sind Schwimmen, Eislaufen, Fitnessübungen in kühlen Räumen, Yoga und Tai Chi. Wissenschaftliche Untersuchungen belegen, dass das Risiko für einen Schlaganfall an wärmeren Tagen dreimal höher ist als an kälteren. Tatsächlich ereignen sich die meisten Schlaganfälle in den Monaten Juni, Juli und August. Achten Sie im Sommer also darauf, reichlich Wasser zu trinken und in einer kühlen Umgebung zu trainieren. Lassen Sie sich die Hitze nicht zu Kopf steigen.

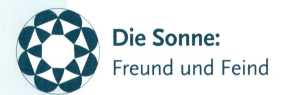

Die Sonne:
Freund und Feind

Viele Hundertjährige wissen, was es mit der Kraft der Sonne auf sich hat. Sie stehen bei Sonnenaufgang auf und gehen bei Sonnenuntergang ins Bett. Wie wir wissen, kann Tageslicht sich ebenso positiv wie negativ auf unsere Gesundheit auswirken, je nachdem, wie stark wir ihm ausgesetzt sind. Die ultravioletten Strahlen der Sonne wirken auf natürliche Weise sterilisierend, töten Bakterien und Pilze auf der Haut und fördern die Produktion von Vitamin D, einer Substanz, die unverzichtbar für die Gesundheit unserer Knochen ist. Sie können auch das Immunsystem stimulieren und die Aktivität der natürlichen Killerzellen erhöhen.

Aber zu viel Sonne kann die Haut schädigen und zu Hautkrebs führen, außerdem einen Hitzschlag auslösen, den Körper austrocknen lassen und das Immunsystem schwächen. Um die positiven Wirkungen der Sonne optimal zu nutzen, sollten Sie sich ihren Strahlen nicht länger als 30 Minuten täglich aussetzen, und das auch nur in den zwei Stunden nach Sonnenaufgang oder vor Sonnenuntergang.

Gartenarbeit
verlängert Ihr Leben

Überall auf der Welt gibt es Hundertjährige, deren persönlicher und beruflicher Hintergrund sich stark unterscheidet, aber die meisten von ihnen widmen sich in ihrer Freizeit der Gartenarbeit. Als körperliches Training stärkt sie die Muskeln, als Disziplin erfordert sie Geduld und Beharrlichkeit. Und am Ende schenkt sie dem Gärtner Belohnung und Freude. Es ist belegt, dass Gärtner seltener unter Herzkrankheiten und Osteoporose leiden als Menschen, die nicht im Garten arbeiten.

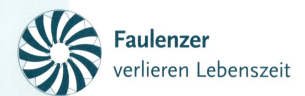

Faulenzer
verlieren Lebenszeit

Aktiv zu bleiben und sich regelmäßig zu bewegen sind die Grundlagen für ein langes und gesundes Leben. Es ist nicht überraschend, dass Tiere, die im Käfig gehalten werden, früher sterben als ihre Artgenossen in Freiheit. Untersuchungen an Menschen bestätigen die Regel: Je aktiver wir sind, desto länger leben wir. Eine Studie kam zu dem Ergebnis, dass die Mitglieder einer Gruppe, die mehr als 3500 Kalorien pro Woche verbrannten, am längsten lebten. Faulheit kann also tatsächlich unser Leben verkürzen.

Hundert Millionen Tai-Chi-
Anhänger können sich nicht irren

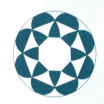

Jeder, der schon einmal Bilder davon gesehen hat, wie sich die Menschenmassen in China langsam wie in einer Art Choreographie bewegen, weiß von der schönen, Gesundheit verleihenden Kunst des Tai Chi. Die Tatsache, dass hundert Millionen Menschen überall auf der Welt Tai Chi praktizieren, bezeugt, dass die Vorzüge dieser Übungen weithin anerkannt sind.

Tai Chi, drei Monate lang dreimal pro Woche 30 Minuten praktiziert, kann erwiesenermaßen den Verlust von Knochenmasse bei Osteoporose verringern. Außerdem ist es auf diese Weise möglich, den Blutdruck zu senken, Ängste abzubauen, die Schlafqualität zu verbessern, die Beweglichkeit und den Gleichgewichtssinn zu fördern, die Durchblutung zu verbessern und den Cholesterinspiegel zu senken. Der größte Vorteil besteht darin, dass Tai Chi eine sanfte Übung ist, die jeder Mensch in jedem Alter praktizieren kann. Und genau das tun die meisten Hundertjährigen aus China. Auch Sie finden sicher an Ihrem Wohnort ein geeignetes Kursangebot.

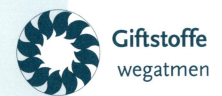

Giftstoffe
wegatmen

Atmen ist unsere erste unabhängige Aktivität nach der Geburt, die schon bald zu einer selbstverständlichen automatischen Funktion wird. Doch als Reaktion auf Krankheiten, emotionale Traumata und andere Erfahrungen haben sich viele Leute daran gewöhnt, nicht mehr richtig zu atmen. Schätzungen gehen davon aus, dass wir ungefähr 30 Prozent der Giftstoffe in unserem Körper mit dem Stuhl und dem Urin ausscheiden – den Rest über die Atmung. Mit anderen Worten: Wenn wir nicht richtig atmen, sammeln sich Gifte und Stoffwechselschlacken in unserem Körper.

Üben Sie täglich eine tiefe, langsame, rhythmische Zwerchfellatmung; und Sie erhalten als Belohnung mehr Energie, eine bessere Haut, mehr geistige Klarheit und eine bessere Stimmung. Disziplinen, die Körper und Geist verbinden – wie Tai Chi, Yoga, Qi Gong und Meditation –, haben alle auch entsprechende Atemübungen zum Inhalt.

Massage
ist kein Luxus

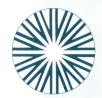

Die meisten Menschen genießen Massagen wegen ihrer heilenden und entspannenden Wirkung. Doch viele halten sie für einen Luxus, ohne zu bedenken, dass ihre gesundheitlichen Vorzüge jeden Cent wert sind: Sie stärken das Immunsystem, verhelfen uns zur Entspannung, verbessern die Durchblutung und den Lymphstrom, lindern Muskelschmerzen und Krämpfe, um nur einige Beispiele zu nennen. Ich halte Massagen für einen wesentlichen Beitrag zur Verbesserung von Gesundheit und Fitness.

Natürlich können Sie auch lernen, sich selbst zu massieren, oder die Möglichkeiten der Partnermassage nutzen. Experimentieren Sie mit vielen verschiedenen Varianten von der schwedischen Massage über Akupressur, Tuina und Thai-Massage bis zum Shiatsu. Auch die Fußreflexzonenmassage kann Ihnen schon bald zu mehr Wohlbefinden verhelfen.

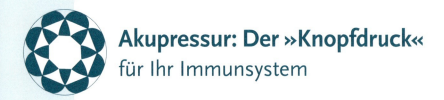

Akupressur: Der »Knopfdruck« für Ihr Immunsystem

Die Akupressur kennt man in China seit mehreren tausend Jahren. Zum ersten Mal erwähnt wurde sie in des Gelben Kaisers Klassiker der Medizin. Dazu gehört das Erwärmen eines Akupunkturpunktes am Bein mit Moxakraut, um das Immunsystem anzuregen. Zu diesem Zweck rollt man Beifußblätter zu einer Moxazigarre, zündet sie an und hält das glimmende Ende über den Akupunkturpunkt. Dasselbe Resultat lässt sich aber auch durch einen festen stetigen Fingerdruck erzielen. Der Punkt befindet sich an beiden Beinen jeweils auf der Außenseite und liegt etwa vier Finger breit unterhalb des Knies in der Nähe des Schienbeins.

Diese Behandlung stärkt erwiesenermaßen das Immunsystem und trägt dazu bei, Erkältungen, Grippe und andere Infektionen zu verhüten. Ein gesundes Immunsystem schützt vor Krebs, Infektionen und degenerativen Krankheiten.

Musik in den Ohren
kann das Leben verlängern

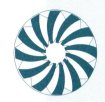

Als traditioneller Teil von Heilungszeremonien und Ritualen wird Musik schon seit langer Zeit therapeutisch genutzt. Forschungsergebnisse aus den letzten zehn Jahren zeigen, dass langsame, beruhigende Musik sich generell positiv auf die Gesundheit auswirkt, was bei schnellen, anregenden Rhythmen nicht der Fall ist. Beruhigende klassische Musik verbessert nicht nur die kognitiven Funktionen wie Gedächtnis, Konzentration und intellektuelle Fähigkeiten, sondern sie stärkt auch das Immunsystem, senkt den Blutdruck, entspannt die Muskeln, reguliert Stresshormone, hebt die Stimmung und fördert die Ausdauer. Interpreten, die klassische Musik spielen, und ganz besonders Dirigenten, gehören zu den Berufsgruppen, die besonders alt werden.

Wissenschaftlich belegt ist auch, dass Pflanzen, denen man beruhigende klassische Musik vorspielt, durchschnittlich länger leben als solche, die man schrillen, kreischenden Tönen aussetzt. Wenn Sie sich ein langes Leben wünschen, sollten Sie diesen Zusammenhang berücksichtigen.

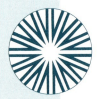

Schlafen Sie gut
für ein langes Leben

Schön, wenn man nachts gut durchgeschlafen hat. Nichts ist angenehmer oder gesünder. Schlaf regeneriert nicht nur den Geist und die Vitalität, sondern ist auch eine wichtige Voraussetzung dafür, dass beispielsweise unsere Leber gut funktioniert, die den größten Teil ihrer Entgiftungsaufgaben nachts erfüllt, während wir schlafen. Schlafmangel führt zu vielen Problemen, von Immunschwäche über Stimmungsschwankungen und Verdauungsbeschwerden bis zu einem erhöhten Cholesterinspiegel und hohem Blutdruck. Untersuchungspersonen, die siebzig Stunden lang wach blieben, litten unter einem erheblichen Abfall bei der Produktion und Aktivität weißer Blutzellen – und genau daran wird unsere Immunfunktion gemessen.

Rezept für ein langes Leben:
Acht Stunden Schlaf

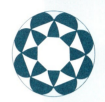

Chronischer Schlafmangel kann schon in relativ jungen Jahren zu Gedächtnisstörungen führen und begünstigt außerdem die Entstehung von Diabetes und hohem Blutdruck. In der östlichen Medizin ist schon lange bekannt, dass ein ausreichender Nachtschlaf dazu beiträgt, das Yin (die Substanz) zu regenerieren, welches seinerseits das Yang (die Funktion) kontrolliert. Die Beschwerden, die sich bei einer Erschöpfung des Yin bei gleichzeitig überschießendem Yang ergeben, decken sich genau mit den Symptomen, die in westlichen Studien aufgeführt werden.

Die alten medizinischen Texte geben an, dass man im Idealfall acht Stunden schlafen sollte. Der durchschnittliche Erwachsene schläft acht Stunden und 15 Minuten, wenn er nicht vorzeitig geweckt wird. Achten Sie darauf, dass Sie nachts mindestens sieben bis acht Stunden ohne Unterbrechung schlafen, denn das ist die Voraussetzung für eine gute Gesundheit und ein langes Leben.

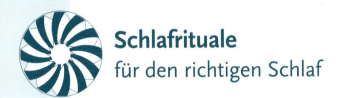

Schlafrituale
für den richtigen Schlaf

Unser Körper kann seine biologischen Rhythmen und Funktionen am besten wahren, wenn wir regelmäßige Abläufe einhalten. Um jede Nacht erholsam schlafen zu können, sollten Sie eine bestimmte Routine und Ihre eigenen Rituale entwickeln, die Ihnen beim Ein- und Durchschlafen helfen.

Hier sind ein paar nützliche Vorschläge aus meinen Gesprächen mit Hundertjährigen: heiße Bäder, Fußmassagen, Tagebuch schreiben, Meditation, Aromatherapie, entspannende Musik hören, spirituelle Bücher lesen, Gebete und ein Abendspaziergang. Diese und andere Rituale helfen Ihnen, den Geist zu beruhigen und inneren Frieden zu finden. Sobald Sie wissen, welche Aktivität bei Ihnen wirkt, sollten Sie sie regelmäßig praktizieren, um Ihren Körper abends auf Schlaf zu programmieren.

Schichtarbeit
schadet der Gesundheit

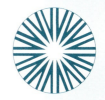

Auch wenn wir in der Stadt wohnen, haben die natürlichen Rhythmen doch einen subtilen, aber mächtigen Einfluss auf unsere Gesundheit und unser Wohlbefinden. In der östlichen Medizin ist man schon lange davon überzeugt, dass der Respekt vor den zyklischen Veränderungen der Natur uns gesundheitliche Vorteile bringt und dass die Verletzung dieser Rhythmen Krankheiten zur Folge hat. Wenn Menschen gegen die natürlichen Verhaltensmuster leben, die mit dem Wechsel von Tag und Nacht zusammenhängen, dann ergeben sich daraus biochemische Veränderungen. Schichtarbeiter, die im Nachtdienst sind, aber auch Leute mit unregelmäßigen Arbeitszeiten haben ein um 30 Prozent höheres Herzinfarktrisiko als Menschen mit festen Arbeitszeiten. Mäuse, die gezwungen wurden, nach einem Nachtschicht-Zeitplan zu leben, hatten eine um 11 Prozent kürzere Lebenszeit als eine Kontrollgruppe ihrer Artgenossen, die normal leben konnten.

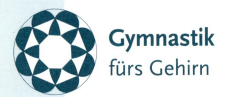

Gymnastik
fürs Gehirn

Haben Sie sich in letzter Zeit häufiger alt gefühlt? Gedächtnisprobleme, Konzentrationsschwierigkeiten und längere Reaktionszeiten, die man dem Alter zuschreibt, werden hauptsächlich dadurch verursacht, dass weniger Blut zum Gehirn strömt und Gehirnzellen absterben. Abgesehen von einer gesunden Ernährung und körperlicher Bewegung sind Aktivitäten zur Förderung der geistigen Fitness unerlässlich, um den altersbedingten Abbau kognitiver Fähigkeiten zu verhindern. Lesen und lernen Sie neue Dinge, finden Sie neue Hobbys, lösen Sie Kreuzworträtsel, addieren Sie beim Einkauf die Preise im Kopf – all das kann die Aktivität der Gehirnzellen anregen und in einigen Fällen sogar neue Nervenverbindungen entstehen lassen.

Bürstenmassage
für ein langes Leben

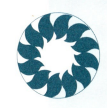

Bürstenmassagen sind bei Hundertjährigen eine beliebte Praxis. Man benutzt eine trockene Bürste mit Naturborsten und bearbeitet damit den gesamten Körper. Abgesehen davon, dass auf diese Weise abgestorbene Hautzellen entfernt werden und die Hauthygiene verbessert wird, kann die Bürstenmassage auch die Durchblutung der Kapillargefäße fördern, die Immunität der Haut gegen Infektionen stärken und Ihnen zu einer frischen Hautfarbe verhelfen. Alternativ zur Bürstenmassage können Sie sich auch von Kopf bis Fuß mit einem trockenen oder feuchten Tuch abreiben.

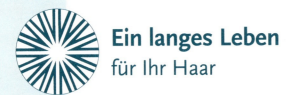
Ein langes Leben
für Ihr Haar

Viele Menschen empfinden den Haarausfall belastender als das Älterwerden. Offensichtlich können erbliche Faktoren beim vorzeitigen Haarverlust eine Rolle spielen, aber in vielen Fällen helfen auch natürliche Methoden, den Haarausfall zumindest zu verzögern.

Beginnen Sie damit, auf Haarpflegeprodukte zu verzichten, deren chemische Inhaltsstoffe die Haarwurzeln schädigen und den Follikeln lebenswichtige Nährstoffe entziehen können. Verwenden Sie ausschließlich Naturprodukte. Massieren Sie die Kopfhaut kreisförmig mit den Fingern oder einer Haarbürste aus festen Borsten. Benutzen Sie das chinesische Heilkraut Arbovita, um die Follikel anzuregen, die Durchblutung zu verbessern und Fett zu entfernen, das die Haarwurzeln zusammenklebt. Ich verordne meinen Patienten dieses Heilkraut seit zwanzig Jahren mit sehr gutem Erfolg.

Eine weit verbreitete Ursache für Haarausfall ist natürlich auch Stress, den Sie deshalb in Ihrem Leben möglichst reduzieren sollten.

Sich biegen,
ohne zu brechen

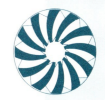

Bambus wird in Asien nicht nur geschätzt, weil seine Sprossen nahrhaft sind, das Innere seines Stängels medizinischen Nutzen hat und die Stangen ein gutes Baumaterial abgeben, sondern auch wegen seiner kulturellen Bedeutung als Symbol der Flexibilität. Die geschmeidige Pflanze kann die verheerendsten Stürme überstehen. Auch unser Leben ist voller unerwarteter Ereignisse; und je erfolgreicher wir uns an Veränderungen anpassen, umso besser ist unsere Gesundheit, und desto mehr Erfüllung finden wir.

Untersuchungen aus China zeigen, dass Patienten, die psychologisch flexibel sind, sich um 50 Prozent schneller von Krankheiten erholen als jene, die stur an Gewohntem festhalten. Versuchen Sie, sich nicht zu sehr an ein bestimmtes Ergebnis zu klammern. Bleiben Sie auf dem Weg, den Sie für Ihr Leben gewählt haben. Aber denken Sie auch daran, dass Sie bei Hindernissen gelegentlich einen Umweg machen müssen, um wieder auf die richtige Spur zu kommen. Praktizieren Sie Stretching, Yoga oder Tai Chi, denn auch körperliche Flexibilität fördert Ihre psychische Anpassungsfähigkeit.

Aufwärmen und Abkühlen
gehört zum körperlichen Training

Viele meiner Patienten verletzen sich sogar bei sanften Disziplinen wie Yoga oder Pilates, weil sie sich nicht die Zeit nehmen, sich vor dem Training entsprechend aufzuwärmen und anschließend wieder abzukühlen. Sogar wenn wir uns nur für kurze Zeit setzen oder hinlegen, werden unsere Muskeln kalt und steif. Ich rate deshalb zu einem leichten Stretching oder warmen Gelpackungen, um den Körper vor dem Training in angemessener Kleidung zu erwärmen. Viele Fitnesszentren haben auch eine Sauna, die sich hervorragend zum Aufwärmen eignet. Nach dem Training kühlen Sie Ihre Muskeln unter der Dusche ab oder benutzen kalte Gelpackungen, besonders an den Stellen, wo sich Muskel- oder Gelenkschmerzen bemerkbar machen.

Weg von der Sucht –
auf ganzheitliche Weise

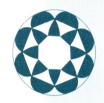

Rauchen, Trinken und Drogensucht verursachen enorme körperliche Schäden und kosten zahllose Leben, ganz zu schweigen von den erheblichen finanziellen Belastungen, die damit verbunden sind. Durch Rauchen verursachter Lungenkrebs, Leberzirrhose durch übermäßigen Alkoholkonsum und andere Krankheiten sind vermeidbar und können geheilt werden, wenn man sich darum bemüht, solange sie noch kein fortgeschrittenes Stadium erreicht haben. Je eher Sie aufhören, desto schneller kann Ihr Körper damit beginnen, die Schäden zu reparieren. Bitten Sie Ihren Haus- oder Facharzt, Ihnen ein ganzheitliches Programm zu empfehlen, zu dem auch komplementäre und alternative Elemente eines integrierten Körper-Seele-Geist-Ansatzes zur Drogenentwöhnung und Entgiftung gehören.

Chinesische Forscher haben beispielsweise festgestellt, dass die Kudzu-Blume den Entzug von Alkohol und anderen Substanzen wesentlich erleichtert. Suchen Sie sich Therapeuten, die bereit sind, solche Heilmittel in den Behandlunsplan aufzunehmen. Die gute Nachricht lautet, dass es nie zu spät ist. Sogar nach einer langen Missbrauchsgeschichte können Sie aufhören und anschließend eine bessere Gesundheit und mehr Wohlbefinden genießen.

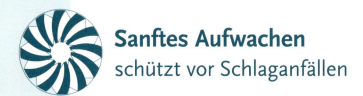

Sanftes Aufwachen
schützt vor Schlaganfällen

Schlaganfälle und Herzinfarkte ereignen sich überwiegend zwischen sechs und zwölf Uhr. Das hängt damit zusammen, dass unser Körper, wenn wir morgens aufstehen und uns in die Aktivitäten des Tages stürzen, im Vergleich zum Schlafzustand einen plötzlichen und dramatischen Anstieg von Blutdruck, Temperatur und Herzfrequenz verkraften muss. Der abrupte Wechsel bedeutet eine erhebliche Belastung für schwache Arterienwände. Vermeiden Sie es deshalb, buchstäblich aus dem Bett zu springen. Es ist besser, wenn Sie allmählich mit sanfter Musik, Stretching und Selbstmassage aufwachen.

Chinesische Taoisten haben ein Morgenritual überliefert, das den Übergang zwischen Schlafen und Wachen auf eine sanfte, anregende Weise erleichtert: Sobald Sie aufwachen, massieren Sie Augen, Nase, Lippen und Ohren. Berühren und massieren Sie Ihre Kopfhaut sanft mit den Fingerspitzen. Massieren Sie den Rest Ihres Körpers, indem Sie über Nacken, Schultern, Ellbogen, Hände, Brust und Bauch, Hüften, Knie und Füße streichen. Zum Schluss massieren Sie Ihr Kreuz, indem Sie mit den Handflächen darüberstreichen. Atmen Sie dreimal durch die Nase ein und durch den Mund aus, um Giftstoffe auszuscheiden. Dann atmen Sie dreimal tief frische Luft ein, um Ihre Zellen mit lebenswichtigem Sauerstoff zu versorgen.

Ein Tipp
von der Schildkröte

In der Natur können wir beobachten, dass Tiere mit einem raschen Stoffwechsel früh sterben, während andere, welche die Energie langsam verbrennen, sehr alt werden können. Nehmen wir zum Beispiel den Kolibri: Sein schneller Stoffwechsel brennt den Organismus in nur zwei Sommern aus, während eine riesige Schildkröte über hundert Jahre alt werden kann. Die Verbrennung, die für einen schnelleren Stoffwechsel notwendig ist, erzeugt freie Radikale, die ihrerseits DNA in den Zellen zerstören und eine Kettenreaktion der Degeneration auslösen.

Richten Sie sich Ihren Alltag so ein, dass Sie zwischen Ihren Aktivitäten auch Ruhepausen haben, verzichten Sie auf Anregungsmittel und bauen Sie Stress ab. Essen Sie so, wie es Ihren Lebensumständen entspricht: Eine leichte vegetarische Kost, wenn Sie überwiegend sitzen, mehr Protein bei körperlich anstrengenden Tätigkeiten. Statt schnell zu leben und jung zu sterben, sollten Sie es lieber so machen wie die Schildkröte, damit Sie tatsächlich das Ziel erreichen.

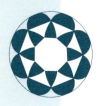

Ultraschall der Halsschlagader
verringert das Schlaganfallrisiko

Schlaganfälle stehen unter den führenden Todesursachen in den USA wie in Europa an dritter Stelle. Für die Pflege von Schlaganfallpatienten werden allein in den USA jedes Jahr mehr als 70 Milliarden Dollar ausgegeben. Nur mit einer Blutuntersuchung kann man das Schlaganfallrisiko – die Möglichkeit, dass eine Arterie im Gehirn platzt – nicht genau einschätzen. Besser für die Vorhersage und Prävention geeignet ist der preiswerte und nicht invasive Ultraschall der beiden Schlagadern, die sich auf der rechten und linken Seite unseres Halses befinden. Wenn Sie älter als vierzig Jahre sind, sollten Sie Ihren Arzt um einen solchen Test bitten – er könnte Ihr Leben retten.

Mehr Gründe,
nicht zu schnarchen

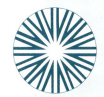

Schnarchen ist nicht nur ärgerlich für Ihren Partner oder Ihre Partnerin, sondern kann tatsächlich lebensgefährlich sein. Schnarchen belastet das Herz-Kreislauf-System, weil es den Sauerstoffgehalt des Blutes verringert. Das führt zu einem Anstieg des Blutdrucks und erhöht das schädliche Cholesterol. Eine Untersuchung hat gezeigt, dass Menschen, die schnarchen, ein doppelt so großes Risiko haben, eine Herzkrankheit zu entwickeln, wie solche, die nicht schnarchen.

Damit Sie nachts nicht durch den Mund atmen, sollten Sie auf der Seite schlafen und gegebenenfalls Übergewicht reduzieren. Wenn das nicht hilft, konsultieren Sie einen Hals-Nasen-Ohren-Arzt. Manchmal kann es sein, dass Polypen die Luftwege blockieren; in solchen Fällen hilft eine Operation.

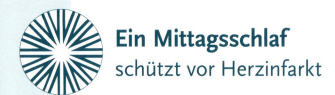
Ein Mittagsschlaf
schützt vor Herzinfarkt

Eine der besten Möglichkeiten, den Stress für Ihr Herz zu verringern, ist ein kurzer Mittagsschlaf. Die chinesische Medizin hat beobachtet, dass im Tagesrhythmus unseres Körpers während der Mittagszeit am häufigsten Herzinfarkte auftreten. Deshalb raten chinesische Ärzte ihren Patienten, um diese Zeit zu ruhen, weil man dadurch ein gesundes Herz-Kreislauf-System behält.

Männer, die sich einen täglichen Mittagsschlaf von mindestens 30 Minuten gönnen, haben ein um 30 Prozent geringeres Risiko, eine Herzkrankheit zu entwickeln. Eine Siesta zeugt also von Weisheit und nicht von Faulheit.

Übergewicht abbauen –
für ein gesünderes Herz

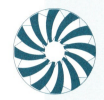

Mittlerweile sind 61 Prozent aller Amerikaner fettleibig oder übergewichtig. Für Deutsche gelten ähnliche Werte, sollen sie einer neueren Erhebung zufolge inzwischen doch die Dicksten in der EU sein. Auf diese Weise lebt man nicht länger. Mit zunehmendem Übergewicht steigt auch der Blutdruck, und deshalb muss das Herz schwerer arbeiten. Die meisten Übergewichtigen haben außerdem einen erhöhten Cholesterinspiegel – ein weiterer Risikofaktor für Herzkrankheiten.

Das Ergebnis einer Studie hat gezeigt: Wenn Übergewichtige 10 Prozent Ihres Körpergewichts verlieren, dann verringert sich ihr Risiko für eine Herzerkrankung um 20 Prozent. Das ist doch eine gute Nachricht!

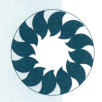

Ist Langlebigkeit ein Teil
Ihrer Arbeitsplatzbeschreibung?

Menschen, die in bestimmten Berufen oder Positionen arbeiten, leben meist länger als der Durchschnitt der Bevölkerung. Von Lebensversicherungen durchgeführte Untersuchungen zeigen beispielsweise, dass Orchesterdirigenten und leitende Angestellte von Wirtschaftsunternehmen unterdurchschnittliche Sterblichkeitsraten aufweisen. Chinesische Gutachten kommen zu dem Ergebnis, dass Ärzte, Künstler, Professoren und Kräutersammler verhältnismäßig lange leben. In manchen Industriezweigen kommt es dagegen häufig zu Verletzungen und Stress, beispielsweise im Baugewerbe, Handwerk, Bergbau, Transportwesen, in der Land- und Forstwirtschaft, Fischerei sowie im Groß- und Einzelhandel. Menschen, die hier arbeiten, sterben oft früher als der Durchschnitt.

Ungeachtet aller Statistiken ist es jedoch sehr wichtig, dass Sie sich für einen Beruf entscheiden, den Sie als sinnvoll empfinden und der Ihnen Freude bereitet.

Blumen
gegen Stress

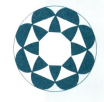

Farbenprächtige Blumen haben einen mächtigen Einfluss auf unsere Befindlichkeit. Ein Strauß kann Liebe ausdrücken, die Stimmung des Patienten verbessern und sogar Stress verringern. Ein Test hat ergeben, dass Menschen, die neben einem bunten Blumenstrauß saßen, sich bei einer 5 Minuten dauernden Aufgabe besser entspannen konnten als andere, die lediglich neben einer grünen Blattpflanze saßen. Wenn Sie demnächst relaxen oder Ihre Stimmung verbessern wollen, sollten Sie sich mit farbenprächtigen Blumen umgeben.

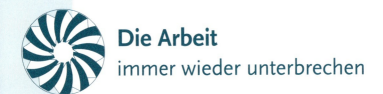

Die Arbeit
immer wieder unterbrechen

Stress durch ewige Wiederholungen gibt es nicht nur im Büro. Wenn wir älter werden, fühlen wir uns bei vielen Routinearbeiten im Haushalt schneller müde und leiden unter Muskel- und Gelenkschmerzen. Manche Menschen sind der Meinung, sie sollten genauso weiterarbeiten wie früher; sie gehen davon aus, dass der Körper die Herausforderung braucht, um weiterhin stark zu bleiben. Aber die chinesische Medizin hält nichts davon, dass die Menschen sich ständig überfordern. Beim Staubsaugen sollten Sie sich die Arbeit beispielsweise in kleinere Einheiten aufteilen, damit Sie Ihre Muskeln nicht zu lange strapazieren. Legen Sie nach einem Viertel oder der Hälfte des Zimmers eine Pause ein, trinken Sie eine Tasse Tee oder lesen Sie ein Weilchen; gehen Sie erst danach wieder an die Arbeit.

Erledigen Sie anstrengende Tätigkeiten immer nach diesem Muster. Natürlich dauert es dann länger, aber das kann auch für Ihr Leben gelten ...

Sicheres Auto + sicherer Fahrer = lange Lebensreise

Fast die Hälfte aller Unfälle ereignet sich im Straßenverkehr. Die Größe des Autos ist für die Sicherheit von Bedeutung. Die Statistiken der Versicherungen zeigen, dass die Fahrer großer Luxuswagen die geringste Todesrate haben. An zweiter Stelle folgen die Fahrer von Kleintransportern und Kombifahrzeugen. Und so geht es weiter: Je größer das Auto, desto geringer die Todesrate. Abgesehen von einem soliden Wagen mit Airbags und Sicherheitsgurten ist es aber genauso wichtig, vorsichtig zu fahren, aufmerksam zu bleiben und starke emotionale Ausbrüche zu vermeiden. Und natürlich sollten Sie niemals fahren, wenn Sie Alkohol getrunken oder Medikamente genommen haben, welche die Reaktionsfähigkeit einschränken.

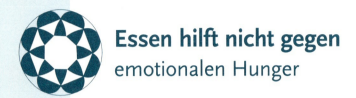

Essen hilft nicht gegen
emotionalen Hunger

Viele Leute tappen in die Falle und essen, wenn sie nicht körperlich, sondern emotional hungrig sind. Langeweile, Trauer, Schmerzen und gefühlsmäßige Leere können uns dazu verleiten, nach Essbarem zu greifen, weil wir uns davon Trost erhoffen; und tatsächlich können wir uns anschließend vorübergehend zufriedener fühlen, weil das Essen Beta-Endorphin im Gehirn freisetzt. Diese Reaktion kann uns zu Esssüchtigen machen, für die Nahrung zur Droge wird, mit deren Hilfe man sich eine vorübergehende Erleichterung von emotionalen oder körperlichen Schmerzen verschafft.

Nahrung scheint harmloser als illegale Drogen zu sein, doch die Folgen der Esssucht sind uns allen wohl bekannt: Fettleibigkeit, Diabetes, weitere Essstörungen und Depressionen, die allesamt unser Leben verkürzen können. Kümmern Sie sich um die negativen Gefühle, die Ihrem Problem zugrunde liegen, und Ihre Esssucht und andere Abhängigkeiten werden sich von selbst auflösen.

Ein anspruchsvoller Job
kann Sie vor Alzheimer schützen

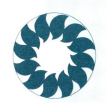

Eine Arbeit, die uns geistig fordert, mag stressig sein; aber sie zwingt uns auch, unsere geistigen Fähigkeiten konstruktiv zu nutzen. Wenn wir über ein effektives Stressmanagement verfügen, kann ein fordernder Job genau das sein, was wir brauchen, um unser Gehirn bis ins hohe Alter fit zu halten. Aus einer entsprechenden Untersuchung kann man schließen, dass Menschen, die im Laufe ihrer Karriere zu immer anspruchsvolleren Tätigkeiten aufgestiegen sind, ein geringeres Risiko haben könnten, an Alzheimer zu erkranken, einer noch nicht heilbaren und stets tödlich verlaufenden Krankheit.

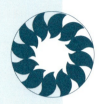

Bestellen Sie
einen langsamen Umzugswagen

Wenn Sie eine Weile an einem Ort gelebt haben und dann umziehen – freiwillig oder gezwungenermaßen –, kann das unerwarteten Stress mit sich bringen. Hier das Rezept, wie Sie einer potenziellen Gesundheitskrise gegensteuern können: Treffen Sie Ihre Entscheidung nach Möglichkeit mindestens sechs Monate vor dem Umzug. Packen Sie in Ruhe, entsorgen Sie, was Sie nicht mehr brauchen, und erfreuen Sie sich an den Erinnerungsstücken, die Sie mitnehmen wollen. Verabschieden Sie sich von jedem Zimmer, jeder Ecke, jedem Fenster und jeder Tür. Machen Sie sich klar, dass das Gute, das Sie hier erlebt haben, nicht an diesen Ort gebunden ist; Ihre positiven Erfahrungen sind jetzt Erinnerungen, die Ihnen niemand nehmen kann.

Ihr zukünftiges Heim sollten Sie in dieser Zeit möglichst oft besuchen. Gewöhnen Sie sich an die Lichtverhältnisse, die Gerüche – und entwickeln Sie ein Gefühl für diesen Ort. Machen Sie sich auch schon mit ein oder zwei Nachbarn bekannt. Wenn Sie es noch nicht getan haben, sollten Sie das Haus oder die Wohnung auf Schimmelbefall prüfen und dafür sorgen, dass alle Probleme schon vor dem Umzug gelöst sind. Gleich nach dem Einzug sollten Sie eine neue Routine für das Aufstehen am Morgen und das Zu-Bett-Gehen am Abend entwickeln. Vor allem aber: Fördern Sie positive Gedanken über Ihre lange und glückliche Zukunft in Ihrem neuen Heim.

Das Geheimnis
chinesischer Methusalems

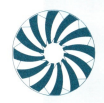

Peng Zu, der chinesische Methusalem, der Berichten zufolge 800 Jahre alt wurde, soll angeblich das Taoin erfunden haben, ein sanftes und meditatives Stretching, das manche Leute für den Vorläufer des Yoga halten. Eine der ersten Bewegungen des Taoin besteht darin, mit der Ferse des einen Fußes gegen die Sohle des anderen zu reiben, bis man darin Hitze spürt, und dann die Füße zu wechseln. Diese Übung fördert nicht nur die Durchblutung der unteren Extremitäten, sondern aktiviert auch einen wichtigen Akupunkturpunkt für Energie und Vitalität, den man »Gushing-Quelle« nennt. Moderne Forschungsergebnisse zeigen, dass die Anregung dieses Punktes eine ausgleichende Wirkung auf das Hormon- und Nervensystem hat.

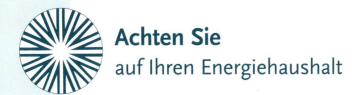
Achten Sie
auf Ihren Energiehaushalt

In der chinesischen Medizin gilt der Bauch als Speicher der Essenz und Energie des Körpers. Sie sind gut beraten, diese Energiespeicher vor potenziellen Räubern zu schützen, wozu das Wetter, sexuelle Exzesse, falsche Ernährung, Schlafmangel und erschöpfende körperliche Arbeit gehören. Den Bauch warm und geschützt zu halten gilt als wichtig für die Gesundheit und ein langes Leben. Um Ihren Energiespeicher wieder aufzufüllen, sollten Sie sich regelmäßig eine Wärmflasche auf den Bauch legen oder ihn in Tücher wickeln, die Sie zuvor in eine Lösung mit verjüngenden Kräutern getaucht haben. Das Auflegen von Säckchen mit diesen Kräutern erfüllt denselben Zweck.

Eine gute Haltung sichert
die Durchblutung des Gehirns

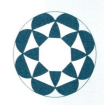

Eine schlechte Haltung führt zu Energieverlusten, beeinträchtigt Ihre Stimmung und trägt mit zu chronischen Rücken- und Nackenschmerzen bei. Wenn Sie krumm dasitzen, werden Sie älter aussehen und sich älter fühlen, als Sie sind. Außerdem vermögen Sie in dieser Haltung weniger Sauerstoff aufzunehmen. Wenn Sie Zwerchfell und Rippen zusammendrücken, können Sie nicht voll durchatmen, und der Blutstrom zum Gehirn und zu den Extremitäten verlangsamt sich.

Gegen eine schlechte Haltung tut man in China Folgendes: Ziehen Sie das Kinn zum Körper hin, und stellen Sie sich vor, Ihr Kopf würde an einem Faden gerade nach oben gezogen.

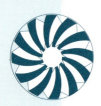

Körperliche Bewegung
kann Knochenbrüchen vorbeugen

Knochenbrüche zählen in den westlichen Ländern zu den Hauptgründen, warum die Menschen früh im Pflegeheim landen – und häufig auch vorzeitig auf dem Friedhof. Oft sind die Knochenbrüche Konsequenz eines Sturzes. Folgen Sie deshalb nicht nur den Tipps in diesem Buch, wie Sie Ihre Knochen durch die richtige Ernährung und Nahrungsergänzungsmittel stärken können, sondern achten Sie auch darauf, dass Sie die richtigen Muskeln trainieren, um Stürze und Knochenbrüche zu vermeiden.

Ältere Menschen verlieren oft das Gleichgewicht, weil sie schwache Gelenke haben. Aber Sie können die betreffenden Muskeln gezielt stärken: Setzen Sie sich auf einen Stuhl und strecken Sie ein Bein waagerecht aus. Ziehen Sie die Fußspitze so weit wie möglich in Richtung Schienbein und halten Sie sie dort 15 Sekunden. Wiederholen Sie diese Übung fünfmal. Lassen Sie dann Ihren Fuß im Uhrzeigersinn einen möglichst weiten Kreis beschreiben, fünfmal langsam und mit der gleichen Längenausdehnung (isometrischem Druck). Wiederholen Sie diese Bewegung in der entgegengesetzten Richtung. Anschließend folgt der gesamte Übungsablauf mit dem anderen Fuß. Machen Sie diese Übungen drei- bis viermal pro Woche, um die Gelenke zu stärken und dadurch einem Sturz vorzubeugen.

Summen
ist gesund

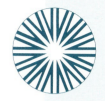

Man hat festgestellt, dass ziemlich viele Menschen, die unter chronischer Müdigkeit leiden, Nebenhöhlenprobleme haben, die den normalen Gasaustausch durch die Nebenhöhlen beeinträchtigen. Nun gibt es Hinweise darauf, dass das Summen von Melodien dazu beitragen könnte, solche Nebenhöhlenbeschwerden zu bessern. Untersuchungen zeigen, dass Summen die Abgabe von Stickoxid verbessert, ein Indikator für eine effektive Funktion der Nebenhöhlen. Außerdem gleicht Summen der traditionellen Praxis des Chantens, bei dem Klangwellen positive Resonanzen von Körper und Geist auslösen. Für eine bessere Durchlüftung der Nebenhöhlen und eine stabile Gesundheit sollten Sie es sich zur Gewohnheit machen, jeden Tag auf dem Weg zur Arbeit und zurück vor sich hin zu summen.

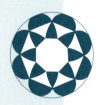

Was immer Ihnen guttut –
tun Sie es täglich

Wenn Sie ein Programm für die tägliche Regeneration haben, ist das so, als würden Sie Ihre Axt schärfen, damit Sie effektiver damit arbeiten können. Der wöchentliche Besuch im Heilbad und die alljährliche Wellnesskur mögen zwar erfrischend und belebend sein; doch bleibt ihr Nutzen oft kurzfristig, wenn Sie nicht ein nachhaltiges tägliches Programm haben, das Ihre Energie insgesamt stärkt. Nehmen Sie sich jeden Tag die Zeit für eine Aktivität, die Ihnen immer zu mehr Wohlbefinden und Energie verhilft, sei es nun Spazierengehen, Tai Chi, eine Schale mit frischem Obst und Gemüse, ein Fußbad mit anschließender Massage, das Hören klassischer Musik oder die Meditation. Ihr Körper wird es Ihnen mit dauerhafter Leistungsfähigkeit danken.

Patient und Arzt als Partner für
eine aktive Gesundheitsvorsorge

Viele Leute überlassen es dem Arzt, für ihre Gesundheit zu sorgen, statt selbst die persönliche Verantwortung dafür zu übernehmen. Ärzte sind generell zwar gut dafür ausgebildet, Krankheiten zu behandeln, nicht jedoch für die Gesundheitsvorsorge.

Übernehmen Sie bei Ihrem jährlichen Arztbesuch die Initiative. Diskutieren Sie Gesundheitsziele mit Ihrem Arzt und geben Sie ihm das Ganze schriftlich für seine Unterlagen. Fragen Sie nach den Ergebnissen Ihrer letzten Untersuchungen und vergleichen Sie die Werte mit den früheren. Prüfen Sie gemeinsam mit Ihrem Arzt alle Arzneimittel, Nahrungsergänzungen und Kräuter, die Sie einnehmen, und versuchen Sie, chemische Wirkstoffe zu reduzieren und so weit wie möglich durch natürliche zu ersetzen. Sprechen Sie mit Ihrem Arzt über die neuesten Entdeckungen oder Forschungsergebnisse zu Fortschritten bei der Lebensverlängerung und Gesunderhaltung im Alter. Und schließlich: Sorgen Sie für ein herzliches und respektvolles »Arbeitsverhältnis« mit Ihrem Arzt.

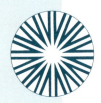# Die »Landkarte« des Körpers
befindet sich im Mund

Die chinesische Medizin betrachtet die Zunge als »Landkarte« des inneren Körpers. Gesundheitliche Probleme kann man schon früh erkennen, wenn man die Zunge nach Rötungen, Rissen oder Belägen in bestimmten Zonen absucht. Die äußerste Zungenspitze korrespondiert mit dem Herzen. Direkt dahinter verläuft quer ein dünner Streifen, welcher der Lunge entspricht. Der breite Mittelteil spiegelt Milz und Magen, die schmalen Seitenstreifen Leber und Gallenblase, und der hintere Teil der Zunge hat eine Verbindung zu den Nieren und der Blase. Bitten Sie Ihren Arzt um eingehendere Untersuchungen, wenn diese Bereiche der Zunge problematisch aussehen.

Ihre Zunge
lügt nie

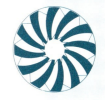

Die Zungendiagnose ist in den medizinischen Traditionen überall in der Welt von großer Bedeutung. Alle alten Medizinsysteme verließen sich auf eine Inspektion der Zunge, um Veränderungen der inneren Organe zu erkennen. Auf der Zunge befindet sich eine Schicht von Immunzellen, die schnell auf Eindringlinge reagieren, und sie steckt außerdem voller Nervenzellen und Geschmacksknospen, die eine direkte Verbindung zum Gehirn haben. Die Zunge wird über ein komplexes Netz von Gefäßen mit Blut versorgt, und ihre Farbe ändert sich in Abhängigkeit vom Sauerstoff- und Nährstoffgehalt des Blutes. Eine gesunde Zunge ist feucht und rosig. Eine Zunge, die rot und rissig oder mit einem gelben Belag bedeckt ist, deutet auf innere Ungleichgewichte oder Krankheiten hin. Wenn Ihnen solche Zeichen auffallen, sollten Sie möglichst einen Arzt aufsuchen, der sich in östlicher Medizin auskennt. Rote Dornen auf der Zungenspitze können beispielsweise bedeuten, dass Sie unter Stress stehen und eine Entzündung im Kopfbereich oder in den oberen Luftwegen haben. Ein dicker Belag auf dem hinteren Teil der Zunge kann ein Hinweis auf Toxine und angesammelte Stoffwechselschlacken sein.

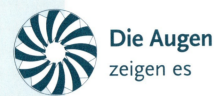

Die Augen
zeigen es

Sie können lernen, die frühen Warnzeichen einer Krankheit zu erkennen, indem Sie sich selbst direkt in die Augen sehen. Geschwollene oder gerötete Augenlider gelten in der chinesischen Medizin zum Beispiel als ein Hinweis auf Verdauungsprobleme. Gerötete oder gereizte Augenwinkel können ein Zeichen dafür sein, dass das Herz unter Stress steht. Wenn das Weiße der Augen gereizt und gerötet ist, deutet das auf Probleme des Atmungssystems und der Lunge hin. Verfärbt sich das Weiße der Augen gelb, spricht man von Gelbsucht, die eine schwere Leber- oder Gallenstörung anzeigt und sofort nach ärztlicher Behandlung verlangt. Jede Veränderung der Iris kann Leberprobleme signalisieren, und dunkle Ringe unter den Augen sind Anzeichen für ein hormonelles Ungleichgewicht, allergische Reaktionen der Nebenhöhlen oder einfach Schlafmangel. Um in Ihr Inneres zu blicken, sollten Sie sich regelmäßig Ihre Augen ansehen.

Sagen Sie »Ha ...!«
für gesunde Organe

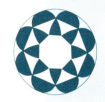

In China ist es eine weit verbreitete Praxis, die Gesundheit und Langlebigkeit durch heilende Klänge für die einzelnen Organe zu fördern. Die Forschung hat gezeigt, dass bestimmte Schallfrequenzen entspannend wirken, während andere die körperlichen Funktionen anregen.

Die Sechs Heilenden Klänge sind eine einfache Technik, welche die Gesundheit unseres Organsystems fördert. Alles, was Sie zu tun haben, ist, jeden Klang sechs Atemzüge lang bei jedem Ausatmen auszustoßen, wobei Sie das jeweilige Zielorgan visualisieren. Die Klänge sind »Shoo« für die Leber, »Ha« für das Herz, »Hoo« für den Magen, »Szi« für die Lunge, »Foo« für die Nieren und »Shee« für die Gallenblase.

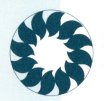

Schöne Düfte
für eine gute Stimmung

Gerüche haben nachweislich einen mächtigen Einfluss auf den menschlichen Körper und Geist. Die Anregung der Geruchsnerven im Inneren der Nase aktiviert das limbische System des Gehirns, das mit unseren Erinnerungen und unseren Stimmungen verbunden ist. Die so genannte Aromatherapie, bei der stark duftende Pflanzenöle zur Heilung und zur Förderung des Wohlbefindens eingesetzt werden, ist in den medizinischen Traditionen der Welt weit verbreitet.

Die Aromatherapie verwendet Jasmin zur Behandlung von Depressionen, Lavendel gegen Schlaflosigkeit, Zitrusdüfte zur Förderung der Aufmerksamkeit, Pfefferminze zur Verbesserung der Verdauung, Rosmarin bei verspannten und schmerzenden Muskeln, Eukalyptus bei verstopften Nebenhöhlen und Patschuli gegen Übelkeit. Sie können sich die ätherischen Pflanzenöle auf die Schläfen oder in den Nacken tupfen, aber auch direkt auf Akupressurpunkte – oder Sie kochen das betreffende Kraut in Wasser auf und atmen den Dampf durch die Nase ein.

Frühjahrsputz
durch Fasten

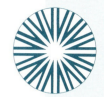

Der Frühling ist eine Zeit des Erwachens. In der chinesischen Medizin heißt es, dass Leber und Gallenblase im Frühling am aktivsten sind. Unser instinktives Bedürfnis, im Frühjahr einen Hausputz zu veranstalten, spiegelt sich wider in der Aktivität der Leber, den Körper zu reinigen und zu entgiften. Und so ist jetzt genau die richtige Zeit, unter ärztlicher Aufsicht zu fasten, um die Leber bei ihrem Großreinemachen zu unterstützen.

Des Gelben Kaisers Klassiker der Medizin gab schon vor 5000 Jahren dazu den Rat, früh aufzustehen und früh ins Bett zu gehen, sich für die Kälte am Morgen und am Abend passend anzuziehen, sich zu strecken und Bewegung zu verschaffen und die eigenen Gefühle frei auszudrücken. Auf diese Weise wappnen Sie sich gegen die typischen Frühlingskrankheiten.

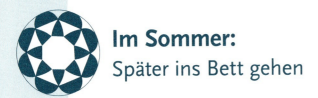

Im Sommer:
Später ins Bett gehen

Der Sommer ist die Jahreszeit des starken Wachstums und der Hitze. Diese Hitze führt zu extremer Ausdehnung und fördert die Austrocknung, die das Nervensystem destabilisiert, die Produktion der Verdauungssäfte verringert, die Darmbewegungen verlangsamt und letztlich eine Nahrungsmittelvergiftung und Ruhr verursachen kann. In der chinesischen Medizin heißt es, Herz und Dünndarm seien während der Sommermonate am aktivsten.

Des Gelben Kaisers Rat lautet, früh aufzustehen und später ins Bett zu gehen, während der Mittagszeit zu ruhen, Überhitzung bei körperlichen Aktivitäten zu vermeiden, viel zu trinken, mit scharfen Gewürzen zu kochen, Ärger zu meiden und Gleichmut zu bewahren, um sich vor den typischen Sommerkrankheiten zu schützen.

Herbst:
Zeit für Saures

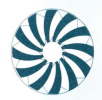

Der Herbst kennzeichnet den Wendepunkt zwischen der Hitze des Sommers und der Kälte des Winters. Das kühlere Wetter drängt zur Ernte und ist Vorbote des Sterbens im natürlichen Kreislauf. Der jahreszeitliche Wechsel ist auch die Ursache dafür, dass sich das Atmungssystem zusammenzieht, was zu Husten, Asthma, Bronchitis oder sogar Lungenentzündung führen kann. Die chinesische Medizin hat den Herbst stets mit Lunge und Dickdarm in Verbindung gebracht.

Der Gelbe Kaiser rät, in dieser Jahreszeit früh aufzustehen und früh ins Bett zu gehen, Atemübungen zu machen, scharfe Gewürze zu meiden und stattdessen mehr Saures zu sich zu nehmen, viel zu trinken und Suppen zu essen sowie ruhig und entspannt zu bleiben, um sich vor den typischen Herbstkrankheiten zu schützen.

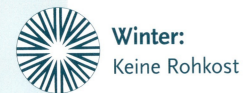

Winter:
Keine Rohkost

Im Winter schläft die Natur. Die Tage sind kurz und die Nächte lang. Zwar halten die Menschen schon lange keinen Winterschlaf mehr, wie es einst ihre frühen Vorfahren taten, aber unser Körper passt sich im Winter immer noch den verlangsamten natürlichen Prozessen an. Die chinesische Medizin bringt den Winter mit den Nieren, den Nebennieren und der Blase in Verbindung. Durch die mangelnde Bewegung sammeln sich Toxine und Kohlendioxid im Körper an; die Menschen werden anfällig für Erkältungen, schlechte Durchblutung und mangelnde Vitalität.

Der Gelbe Kaiser empfiehlt, früh schlafen zu gehen und erst wieder aufzustehen, wenn die Sonne scheint, sich warm anzuziehen und für ausreichend körperliche Bewegung zu sorgen, kalte und rohe Nahrung zu meiden, den Salzkonsum zu reduzieren, um die Nieren zu schützen, mehr bittere Nahrung zu sich zu nehmen und emotionalen Aufruhr zu meiden. Auf diese Weise lässt sich der Winterdepression vorbeugen.

Ein bisschen Hilfe
von Ihren Bauchmuskeln

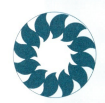

Die Traditionelle Chinesische Medizin geht davon aus, dass eine schlechte Verdauung für bis zu 90 Prozent aller Krankheiten verantwortlich ist. Aber gleich, wie gut wir uns ernähren, immer können Teile unverdauter Nahrung im Darm bleiben, den Organismus vergiften und eine vollständige Aufnahme der Nährstoffe verhindern.

Dieses Problem lässt sich durch eine einfache Übung zum »inneren Hausputz« vermeiden, die ein- bis zweimal täglich mindestens eine Stunde nach dem Essen durchgeführt werden sollte: Stellen Sie sich mit leicht angewinkelten Knien hin, beugen Sie den Oberkörper vor und legen Sie die Hände gleich oberhalb der Knie auf die Oberschenkel. Drücken Sie die Hände fest durch, atmen Sie tief aus und ziehen Sie den Bauch gleichzeitig so weit wie möglich ein. Halten Sie nach dem vollständigen Ausatmen die Luft an und nutzen Sie Ihre Bauchmuskeln, um den Bauch mehrmals hintereinander einzuziehen und wieder loszulassen. Richten Sie sich dann auf, während Sie wieder einatmen. Wiederholen Sie diese Übung dreimal. Sie werden keine sofortige Wirkung bemerken, aber im Laufe der Zeit wird jeder Teil Ihres Körpers davon profitieren, dass alle Nährstoffe jetzt aufgenommen und genutzt werden können.

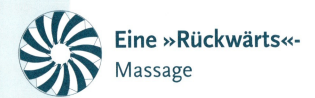

Eine »Rückwärts«-Massage

Die westliche Medizin konzentriert sich so intensiv auf das Blut, dass die Patienten oft nur sehr wenig über die Lymphe als ebenfalls lebenswichtige Körperflüssigkeit wissen. Lymphe ist eine relativ klare Flüssigkeit, die Unreinheiten und zelluläre Abfälle aus dem Körper entfernt. Sie fließt in den Zellzwischenräumen, hat jedoch keine Pumpe, die dem Herzen entsprechen würde, sondern wird durch die Bewegungen des Körpers und der Muskeln angetrieben. Wenn die Lymphe stagniert, kann das zu Ödemen (Schwellungen) führen, oder es können sich Toxine ansammeln.

Es gibt eine besondere Art der Massage, die geeignet ist, dieses System wieder in Bewegung zu bringen. Der Therapeut übt immer wieder einen sanften Druck auf die Lymphbahnen aus und arbeitet sich dabei von den Extremitäten ausgehend zum Herzen vor, also in der genau entgegengesetzten Richtung wie bei einer tiefen Gewebsmassage. Die Lymphmassage ist besonders wichtig für Körperbehinderte, die sich vielleicht oft über lange Zeit nicht bewegen können, aber davon abgesehen ist sie für jeden Menschen nützlich, der möglichst lange leben will. Viele Physiotherapeuten sind auch in der Lymphmassage ausgebildet; am besten fragen Sie Ihren Masseur danach.

Ihre Hände können
Ihnen beim Atmen helfen

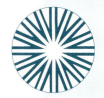

Die Wissenschaft von den Reflexzonen erlaubt uns, Beschwerden zu behandeln, indem wir bestimmte Punkte an den Händen oder Füßen stimulieren, die mit inneren Organen verbunden sind. Bei einer akuten Nebenhöhlenentzündung kann Ihnen diese Technik beispielsweise helfen, die Nasenatmung zu verbessern: Halten Sie die linke Hand mit der Handfläche nach oben hoch. Mit Daumen und Zeigefinger der rechten Hand drücken Sie nun den Anfang des kleinen Fingers zusammen und wandern dann schrittweise bis zur Fingerspitze; bei jedem »Schritt« drücken Sie kurz zu. Wiederholen Sie das bei den drei anderen Fingern, und gehen Sie beim Daumen in umgekehrter Richtung vor. Anschließend wechseln Sie die Hände und wiederholen die gesamte Prozedur.

Eine freie Nasenatmung verbessert Ihre Aussichten auf ein langes Leben, denn sie fördert eine gute Versorgung des Körpers mit Sauerstoff.

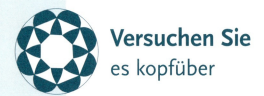
Versuchen Sie
es kopfüber

Wie alles im materiellen Universum reagiert auch unser Körper auf die Schwerkraft. Mit zunehmendem Alter denken wir vielleicht am ehesten daran, wenn wir stürzen. Aber die Schwerkraft wirkt auch auf unsere inneren Organe, die Körperflüssigkeiten und die Knochen. Um ihre Funktionsfähigkeit möglichst gut zu erhalten, ist es am besten, den Druck gelegentlich umzukehren, indem wir eine Körperhaltung mit dem Kopf nach unten einnehmen.

Benutzen Sie ein schräg gestelltes Brett mit Schlingen für die Fußgelenke und bringen Sie Ihren Körper in einen sanften Neigungswinkel. Wenn Sie den Druck auf Ihre Wirbelsäule auch nur für 5 Minuten täglich umkehren, können sich die zusammengedrückten Bandscheiben allmählich wieder erholen. Auch die Durchblutung des Gehirns wird verbessert (achten Sie darauf, dass Sie nicht zu lange in dieser Haltung bleiben, damit nicht zu viel Blut in den Kopf fließt). Zudem ändert sich der Druck auf die Organe, und der gewohnte Fluss von Blut und Lymphe ändert sich vorübergehend.

Lassen Sie
keine Knochendiebe herein

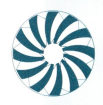

Wenn Sie sich wegen Osteoporose die Hüfte brechen, kann das Ihren frühen Tod bedeuten. Besonders mit zunehmendem Alter sollten Sie deshalb alles vermeiden, was das Kalzium in Ihren Knochen schwächen könnte. Zu den größten Kalziumdieben gehören Nikotin und Koffein sowie ein Übermaß an Alkohol, Zucker und Salz. Colagetränke enthalten ebenfalls sehr viel Phosphor, das Ihren Knochen Kalzium entzieht. Dasselbe gilt für Medikamente, darunter auch Steroide und Schilddrüsenhormone. Wenn Sie solche Arzneimittel nehmen müssen, sollten Sie also Ihren Arzt um regelmäßige Knochendichtemessungen bitten. Training mit Gewichten, ein angemessener Aufenthalt in der Sonne sowie eine Ernährung mit viel Blattgrün, Bohnen und Hülsenfrüchten kann Ihnen auf natürliche Weise helfen, einer Osteoporose vorzubeugen.

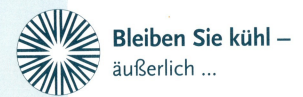

Bleiben Sie kühl –
äußerlich ...

Temperaturextreme können die Gesundheit und sogar das Leben gefährden. Um den Körper widerstandsfähiger dagegen zu machen, empfehle ich kalte Duschen. Das kalte Wasser sorgt dafür, dass sich die Blutgefäße an der Körperoberfläche und den Extremitäten zusammenziehen, was zu einem starken Blutstrom in Richtung der inneren Organe führt, dort die Sauerstoffversorgung verbessert und dazu führt, dass Stoffwechselschlacken besser abtransportiert werden. Wenn kalte Duschen neu für Sie sind, sollten Sie sich schrittweise daran gewöhnen. Beginnen Sie damit, Ihren Körper mit kalten Handtüchern abzureiben. Nach einigen Tagen duschen Sie etwas kälter als gewohnt, und dann stellen Sie die Wassertemperatur jede Woche etwas kühler, bis Sie schließlich ganz kalt duschen können.

... und warm —
innerlich

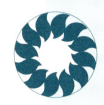

Zwar ist Kälte an der Körperoberfläche empfehlenswert, aber innere Kälte kann schädlich sein. Nahrungsmittel und Getränke sollten beim Verzehr Raum- oder sogar Körpertemperatur haben. Denken Sie darüber nach: Die Temperatur eisgekühlter Getränke liegt wesentlich niedriger als die unseres Körpers; und wenn die kalte Flüssigkeit in unseren Magen gelangt, löst sie dort genau das aus, was Kälte überall im Körper bewirkt: Die Blutzufuhr zum Magen wird gedrosselt und mit ihr auch die Produktion von Magensäften, was im Laufe der Zeit zu einem Nachlassen der Verdauungsfunktion führen kann. Zudem kann das Immunsystem im Verdauungstrakt geschwächt werden, sodass der Magen für eine Infektion mit Helicobacter pylori anfällig wird, dem Hauptübeltäter bei Magengeschwüren. Um Ihren Körper für ein langes Leben gut in Form zu halten, sollten Sie wissen, wie Sie mit Heiß und Kalt umzugehen haben.

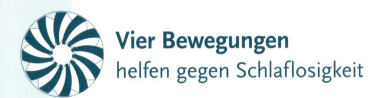

Vier Bewegungen
helfen gegen Schlaflosigkeit

Schlaflosigkeit kann den Alterungsprozess beträchtlich beschleunigen und dazu führen, dass Ihr Immunsystem zusammenbricht. Der berühmte taoistische Arzt Ge Hong, der während der Han-Dynastie im 3. Jahrhundert lebte, empfahl die folgenden Übungen zur Behandlung von Insomnie und auch als vorbeugende Maßnahme. Chinesische Untersuchungen zeigen, dass sich die Schlafqualität von chronisch schlaflosen Menschen durch eine regelmäßige Anwendung über zwei bis vier Wochen dramatisch verbesserte.

Bei der ersten Übung legen Sie sich mit angezogenen Knien auf den Rücken. Ziehen Sie die Knie mit den Händen zur Brust hin und atmen Sie natürlich. Halten Sie diese Position eine Minute lang, dann entspannen Sie sich, strecken die Beine aus und legen Arme und Hände zu beiden Seiten des Körpers.

Bleiben Sie für die zweite Übung auf dem Rücken liegen, atmen Sie ein, und strecken Sie beide Arme nach oben über den Kopf. Beim Ausatmen bringen Sie die Hände wieder nach unten und massieren Ihren Körper von der Brust bis zum Bauch. Anschließend legen Sie die Arme wieder zur Seite. Wiederholen Sie diesen Ablauf mit jedem Atemzug etwa eine Minute lang.

Für die dritte Übung legen Sie sich ebenfalls auf den Rücken. Ballen Sie beide Hände zu Fäusten, und legen

Sie sie unter den Rücken, möglichst hoch in Richtung der Schulterblätter zu beiden Seiten der Wirbelsäule. Atmen Sie dreimal ein und aus, und ziehen Sie die Fäuste dann ein Hand breit nach unten, atmen Sie wieder dreimal ein und aus, und machen Sie auf diese Weise weiter bis zur Taille. Atmen Sie in der Position fünfmal ein und aus, legen Sie die Fäuste dann zu beiden Seiten des Steißbeins, und atmen Sie erneut fünfmal ein und aus.

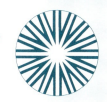

Legen Sie sich für die vierte Übung auf den Bauch und die Hände unter den Bauch. Atmen Sie langsam ein, füllen Sie Bauch und Brust mit Luft, und spüren Sie, wie sich die Energie in Ihrem gesamten Körper ausbreitet. Atmen Sie dann langsam aus und visualisieren Sie, wie Negativität Ihren Körper verlässt. Machen Sie nach jedem Ausatmen eine Pause, und entspannen Sie jeden Muskel. Führen Sie diese Übung eine Minute lang durch.

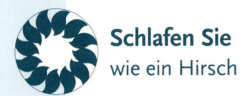
Schlafen Sie
wie ein Hirsch

Ge Hong, der berühmte taoistische Arzt, der um 300 n. Chr. lebte, glaubte fest an die Möglichkeit einer körperlichen Unsterblichkeit und hat einen großen Teil seines Lebens der Suche danach gewidmet. Er empfahl eine spezielle Schlafposition, die man nach den eben geschilderten vier Übungen gegen Schlaflosigkeit einnehmen sollte.

Legen Sie sich nach diesen Übungen auf die rechte Seite. Diese Position bezeichnet man als »Hirschlage«, weil sie daran erinnert, wie ein Hirsch in der freien Natur schläft. Der rechte Arm ist dabei gebeugt, und die Handfläche liegt offen vor Ihrem Gesicht. Der linke Arm ruht mit dem Ellbogen auf der Hüfte, und die Hand hängt vor Ihrem Bauch herunter. Das rechte Bein liegt ausgestreckt, das linke ist gebeugt, wobei das Knie vor Ihrer rechten Hüfte auf der Matratze ruht.

Früherkennung
verlängert das Leben

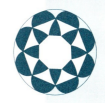

In des Gelben Kaisers Klassiker der Medizin heißt es, dass der gute Arzt Krankheiten behandelt, bevor sie entstehen, während ein weniger guter Arzt sich erst darum kümmert, wenn sie schon ausgebrochen sind. Um lange zu leben, müssen Sie nicht nur etwas gegen das Altern tun, sondern auch Krankheiten vorbeugen – und das bedeutet, sie möglichst früh zu erkennen. Zusätzlich zur jährlichen Grunduntersuchung sollten Sie gemeinsam mit Ihrem Arzt regelmäßig Ihren Gesundheitszustand prüfen, damit eine eventuell notwendige Behandlung so früh wie möglich beginnen kann.

Mit einem einfachen Urintest, den Sie zu Hause durchführen können, lässt sich die Aktivität von freien Radikalen feststellen. Dieses Testverfahren nutzt die Nebenprodukte des Stoffwechsels von freien Radikalen, um diese Gifte in Ihrem Urin aufzuspüren und hilft damit auch, die Effektivität Ihrer Anti-Aging-Maßnahmen einzuschätzen.

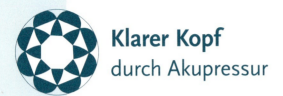

Klarer Kopf
durch Akupressur

Konzentrationsschwierigkeiten und Gedächtnisstörungen sind ein weit verbreitetes Symptom des Alterns. Bei der folgenden Selbsthilfeübung stimulieren Sie zwei leicht zu findende Akupressurpunkte im Nacken an der Schädelbasis.

Verschränken Sie die Hände hinter dem Kopf, sodass der Hinterkopf in den Handflächen liegt. Ihre Daumen befinden sich in den Auskehlungen auf beiden Seiten des Nackens, und die Zeigefinger kreuzen sich unterhalb des Schädels. Sitzen Sie einfach auf einem Stuhl, lehnen Sie den Kopf zurück und drücken Sie ihn gegen Daumen und Zeigefinger. Atmen Sie dabei durch die Nase ein und durch den Mund aus, langsam und tief; und versuchen Sie, Ihren gesamten Körper zu entspannen.

Setzen Sie diese Übung 3 bis 5 Minuten fort. Sie verbessern damit die Durchblutung des Gehirns und lockern gleichzeitig Ihre Nackenmuskeln, die oft durch Stress verspannt sind und die Blutgefäße in diesem Bereich zusammenziehen.

Wenn Sie nicht planen,
planen Sie Gesundheitsprobleme

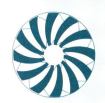

Gesundheit und ein langes Leben fallen Ihnen nicht einfach in den Schoß – Sie müssen schon etwas nachhelfen. Die meisten von uns leben in einer Umgebung voller Giftbelastungen, Stress und Versuchungen, sich ungesund zu ernähren. Und wenn wir uns nicht ganz methodisch gegen die Fluten des Alterns stemmen, werden sie uns wegspülen.

Also planen Sie: Schreiben Sie genau auf, was Sie erreichen wollen im Hinblick auf Gewicht, Energie, geistige Fitness und Stimmung. Was sind Ihre Idealvorstellungen bezüglich Kreativität, Produktivität und sexueller Potenz? Welche Krankheitssymptome, unter denen Sie gegenwärtig leiden, würden Sie gern überwinden? Setzen Sie sich realistische Ziele, und wenden Sie dann die Tipps aus diesem Buch an, um sie zu erreichen. Sobald Sie eins Ihrer Ziele verwirklicht haben, hängen Sie dort die Messlatte höher, damit Sie weiterhin Fortschritte machen können. Es gibt keine Grenze für Ihre Gesundheit, Ihr Wohlbefinden, Ihr Energieniveau und Ihre positive Stimmung. Planen Sie so, dass Sie sich in Bestform fühlen können.

5. Wer wir sind:
Genetik, Beziehungen, Liebe, Sexualität und Glauben

Übermäßiges Schwelgen in den fünf Emotionen kann die Energie schädigen, welche die fünf Organsysteme schützt und nährt. Wenn die Energie leidet, wird der Körper anfällig für Angriffe ... Yin und Yang streben auseinander, die Organe werden nicht angemessen genährt, Krankheiten und sogar der Tod können kurz darauf eintreten.

Des Gelben Kaisers Klassiker der Medizin

Um ein Ziel zu erreichen, das in ferner Zukunft liegt, muss man hier und jetzt beginnen. Wenn Sie ein gesundes, langes Leben führen wollen, dann müssen Sie verstehen, was Sie zu dem gemacht hat, der bzw. die Sie heute sind. Zunächst einmal sind Sie die körperliche und spirituelle Verschmelzung Ihrer Vorfahren, deren Gene Sie in sich tragen. Die eigene medizinische Familiengeschichte zu kennen ist der Ausgangspunkt, um sich selbst kennenzulernen.

Menschen sind komplexe soziale Wesen, die auf äußere Veränderungen reagieren und sich daran anpassen. Ihre sozialen Beziehungen zu anderen Menschen – Eltern, Geschwister, Großeltern, Vettern und Cousinen, Kindern, Freunden, Kollegen und Nachbarn – tragen alle zu Ihrem Gesundheitszustand und Ihren emotionalen Lebenserfahrungen bei. Es heißt, dass man ein Dorf braucht, um ein Kind zu erziehen. Und in gewisser Weise braucht man auch ein Dorf, damit ein Mensch hundert Jahre alt

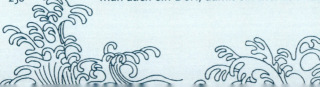

werden kann. Es ist von grundlegender Bedeutung, dass
Sie eine Gemeinschaft von Menschen um sich haben, die
Ihnen dabei helfen, Ihr Ziel zu erreichen.

Wir alle haben einen konstitutionellen Archetyp. Sind
Sie hitzköpfig und überaktiv oder eher kühl und maßvoll? Es liegt in unserer Verantwortung, mit unseren Neigungen zurechtzukommen. Wenn Sie Ihre Emotionen
nicht zügeln, geraten sie außer Kontrolle. Das Ergebnis
ist Stress – die Ursache, die fast 80 Prozent aller chronischen Krankheiten zugrunde liegt. Auf der anderen Seite kann ein herzhaftes Lachen Ihr Immunsystem kräftig in
Schwung bringen!

Es ist nicht überraschend, dass glückliche Paare im Durchschnitt länger und gesünder leben als Alleinstehende. Abgesehen von der emotionalen Sicherheit und Erfüllung,
die eine solche Beziehung vermittelt, profitieren die Partner auch von der regenerativen Wirkung sexueller Intimität. Untersuchungen zeigen, dass sexuell aktive Senioren
zu den glücklichsten Männern und Frauen jeder Altersgruppe gehören.

Was hat nun die Liebe damit zu tun? Liebe ist eine mächtige Kraft der Natur. Um ihre Energie zu nutzen, müssen
Sie zunächst die Liebe zu sich selbst kultivieren. Nur dann
werden Sie fähig sein, andere zu lieben und Liebe von anderen anzunehmen. Romantische Liebe kann jedoch ein
zweischneidiges Schwert sein, nützlich für jene, die einen
Partner oder eine Partnerin haben, aber schädlich für andere, deren Partnerschaft endet. Unter älteren Paaren beobachtet man häufig, dass nach dem Tod des einen der
andere schnell nachfolgt. Universelle Liebe aber – oder

mütterliche Liebe als das menschliche Gefühl, das ihr am nächsten kommt – ist frei von der Qual, die Verlust und Verlangen bedeuten. Sie lässt Sie mit der Quelle der Essenz verschmelzen, die in aller belebten und unbelebten Materie dieselbe ist.

Ihre Spiritualität und Ihr persönlicher Glaube sind das verborgene Elixier in Ihrem Leben. Ihre spirituelle Entwicklung, die Stärkung Ihrer Verbindung zum universellen Göttlichen oder zu Gott, gleich, welcher Religion Sie angehören, wird Ihnen inneren Frieden schenken und Ihnen helfen, die Schwierigkeiten des Lebens zu meistern. Lesen Sie spirituelle Werke, wenden Sie das Gelernte an, um Ihr Leben zum Besseren zu wenden, beten und meditieren Sie und drücken Sie die universelle Liebe durch den Dienst an anderen aus, dann wird Ihre Evolution Sie nicht nur erleuchten, sondern auch Ihr Leben verlängern.

In diesem Kapitel finden Sie Tipps zum Aufbau harmonischer Beziehungen, Meditationstechniken zur Verbindung mit dem Göttlichen und sexuelle Praktiken für Gesundheit und Wohlbefinden. Nutzen Sie sie gut, und Sie werden auf dem Weg zu einem glücklichen, gesunden und spirituell erfüllenden Leben sein.

Um die Zukunft zu sehen,
schauen Sie in die Vergangenheit

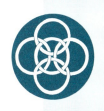

Für Herzkrankheiten, Schlaganfälle, Diabetes und Krebs, die tödlichsten Krankheiten der industrialisierten Welt, gibt es oft eine genetische Veranlagung. Um die Entwicklung solcher Krankheiten zu verhüten, ist es wichtig, die medizinische Geschichte der eigenen Familie zu kennen. Beginnen Sie mit Ihren Eltern und deren Eltern und gehen Sie dann weiter zu den Vettern und Cousinen ersten Grades. Informieren Sie sich über die gesundheitliche Geschichte all dieser Verwandten und finden Sie bei den schon Verstorbenen heraus, wie alt sie geworden und woran sie gestorben sind.

In den letzten fünfzig Jahren ist die Lebenserwartung der Menschen dramatisch gestiegen, hauptsächlich dank der frühen Erkennung und Behandlung von Krankheiten. Deshalb brauchen Sie sich keine Sorgen zu machen, wenn ein Verwandter vorzeitig an einer Krankheit gestorben ist – die Chancen stehen gut, dass es heute eine moderne Behandlungsmethode dafür gibt. Falls Ihre Vorfahren lange gelebt haben, schätzen Sie sich glücklich, aber werden Sie nicht selbstgefällig. Setzen Sie stattdessen alles daran, Ihrer günstigen genetischen Ausstattung die bestmögliche Chance zu geben, sich in Ihnen zu entfalten.

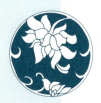

Spiritueller Glaube
kann Krankheit besiegen

Viele Hundertjährige überall auf der Welt stammen aus armen, benachteiligten Familien. Andere haben persönliche Kämpfe, Tragödien und Krankheiten hinter sich. Aber ihnen allen ist ein starker spiritueller Glaube gemeinsam – ausnahmslos glauben sie an eine höhere Macht, eine universelle Ordnung, eine Kraft, die hinter der Schöpfung steht und die manche als »Gott« bezeichnen. Glaube lässt uns inneren Frieden finden, akzeptieren, was ist, und er versöhnt uns mit den Unterschieden zwischen unseren Erwartungen und der Realität. Ich selbst habe Patienten erlebt, die sogar tödlich verlaufende Krankheiten durch ihren spirituellen Glauben überwinden konnten. Wie ein Patient nach seiner Genesung von Leberkrebs erklärte: »Ich habe meine Probleme Gott übergeben – und so konnte ich hundert Jahre alt werden.«

Liebe kann Arterien
wieder durchlässig machen

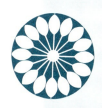

Bedingungslos zu lieben und die Liebe anderer zu akzeptieren gibt Ihrem Leben nicht nur Sinn, sondern fördert auch Ihre Gesundheit. Forscher haben beispielsweise in Experimenten festgestellt, dass zärtliche, liebevolle Fürsorge Arteriosklerose verringern und das Risiko von Herzinfarkten bei Kaninchen senken konnte, die mit großen Mengen Cholesterol gefüttert wurden. Es ließ sich sogar nachweisen, dass das Anschauen von Filmen über Liebe oder Themen, die Altruismus inspirieren, die Werte von Immunglobulin A erhöhen konnten – die erste Verteidigungslinie gegen Erkältungs- und Grippeviren.

Das Altern verlangsamen –
mit einem aktiven Sexualleben

Bei den meisten Senioren lässt die sexuelle Aktivität mit zunehmendem Alter deutlich nach. Dadurch berauben sie sich selbst des geheimen Jungbrunnens der Natur: eine gesunde sexuelle Aktivität. Sie kann dafür sorgen, dass wir mehr von den Substanzen im Blut haben, die unser Leben verlängern – beispielsweise Endorphine, Wachstumshormone und DHEA –, und weniger von anderen, die unser Leben verkürzen, wie etwa die Stresshormone Adrenalin und Cortisol. Außerdem sind sexuell aktive Senioren einfach glücklicher. Eine erfüllende Sexualität verbessert nicht nur die Lebensqualität, sondern gibt dem Leben auch zusätzliche Jahre.

Drei Schlüssel zu einer
gesunden Sexualität

Die chinesische Medizin weiß schon lange, welche Bedeutung die Sexualität für Gesundheit, Langlebigkeit und Spiritualität hat. Eine gesunde Sexualität sollte angemessen und natürlich sein. Entsprechend gibt es drei Prinzipien der gesunden Sexualität. Das erste lautet: Erkennen Sie Ihre Bedürfnisse und sprechen Sie offen darüber. Erzwingen Sie keine Sexualität, wenn sie sich nicht natürlich anfühlt, wenn Sie zu wenig Energie haben oder wenn die Bedingungen nicht sicher und günstig sind. Das zweite Prinzip: Sorgen Sie für Einklang. Folgen Sie den Jahreszeiten und beobachten Sie, wie die Tiere im Frühling und Sommer sexuell aktiver sind als im Herbst und Winter. Die Häufigkeit Ihrer sexuellen Aktivitäten hängt außerdem von Ihrem Gesundheitszustand ab. Das dritte Prinzip: Nehmen Sie Rücksicht. Begegnen Sie Ihrem Partner oder Ihrer Partnerin mit Respekt – auch er oder sie sollte sich in der richtigen Stimmung befinden, über die erforderliche Energie verfügen und das Bedürfnis nach Sex haben. Nur wenn beide Partner darin Befriedigung finden, können Sie die Gaben der Sexualität genießen.

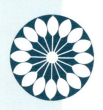
Taoistische sexuelle Praktiken
beleben Körper und Seele

Instinktiv wissen wir, dass Sexualität, die die Gesundheit, Langlebigkeit und Spiritualität fördert, mehr ist als der bloße Vorgang der Kopulation. Die Alten glaubten an die produktive Transformation der Energie während des Akts. Sie entwickelten eine Disziplin, die sexuelle Techniken nutzt, deren Wurzeln in der taoistischen Tradition liegen.

Wie chinesische Forschungsergebnisse zeigen, stimmt es tatsächlich, dass die richtige sexuelle Praxis enorme körperliche und emotionale Vorteile bringt, die von einer besseren Stimmung über mehr Entspannung und eine stärkere Durchblutung bis zu einer ausgeglichenen Hormonproduktion und mehr Vitalität reicht. Schlechter Sex hingegen hat kaum oder gar keine Vorzüge und kann sogar schädlich sein, weil die Beteiligten dabei möglicherweise ein emotionales oder körperliches Trauma erleiden. Lernen Sie die sexuellen Techniken des Tantra, das aus der Yoga-Tradition stammt, und des Fang-chung aus der taoistischen Tradition, sodass Sex zu einem Teil Ihres Plans für ein langes Leben werden kann.

Liebevolle Familie,
langes Leben

Zentenare werden von ihren Angehörigen geliebt; und es hat sich erwiesen, dass Leute mit einem glücklichen Familienleben seltener krank sind und länger leben. Gute familiäre Beziehungen stellen sich nicht automatisch ein, aber es ist der Mühe wert, sie aufzubauen und zu erhalten. Was Sie in diese Beziehungen investieren, erhalten Sie zurück in Form eines Lebens voller Liebe, Respekt und Zugehörigkeitsgefühl. Sorgen Sie für ein glückliches Familienleben, das auf Vertrauen basiert, auf gegenseitiger Hilfe, Liebe, Frieden, Demut, Aufrichtigkeit, Gerechtigkeit – und in dem Sie einander zuhören und miteinander teilen.

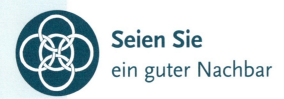

Seien Sie
ein guter Nachbar

Die spirituelle Literatur auf der ganzen Welt kreist seit jeher um ein bestimmtes Thema: Liebe deinen Nächsten und behandle andere so, wie du selbst behandelt werden möchtest. Nachbarn sind ein wichtiger Teil Ihrer Lebensgemeinschaft. Ich habe Geschichten von Patienten gehört, die berichteten, dass sich ihr Leben dramatisch zum Besseren hin verändert hatte, weil Nachbarn ihnen in Zeiten der Not geholfen haben. Nachbarn sind wie eine erweiterte Familie. Sie schenken uns Freundschaft und Gemeinschaft, sodass wir uns nicht einsam und isoliert fühlen, und dies fördert ein längeres, glücklicheres Leben.

Liebe beginnt
im Innern

Liebe ist das mächtigste Gefühl, das wir je erleben werden; und wenn wir Liebe empfinden, dann produziert unser Körper reichlich Endorphine und Immunzellen. Wie können Sie nun diese lebensverlängernde Emotion nähren? Als Kind haben Sie gelernt, Ihre Eltern, Ihre Geschwister und die Haustiere zu lieben. Als Erwachsener lieben Sie Ihren Partner oder Ihre Partnerin, Ihre Kinder und Ihre Freunde. Aber haben Sie auch gelernt, *sich selbst* zu lieben? Um andere Menschen aufrichtig zu lieben, müssen Sie erst einmal die Liebe zu sich selbst verstanden und erfahren haben. Nur dann werden Sie wissen, wie man liebt, und Sie werden die Menschen in Ihrer Umgebung schätzen. Tun Sie täglich mindestens einmal etwas, was Ihre Selbstliebe fördert: Widmen Sie sich einer Aktivität, die Ihnen Freude macht, wiederholen Sie Affirmationen eines positiven Selbstbildes oder schreiben Sie sich selbst Briefe, wie Sie sie einem oder einer neuen Geliebten schreiben würden.

Universelle Liebe
verbindet Sie mit dem Ewigen

Gott ist Natur. Gott drückt sich in der menschlichen Natur als universelle Liebe aus. Er ist in unserem Innern, nicht »draußen« oder getrennt von uns. Universelle Liebe ist die Fähigkeit, alles im Universum – im Geiste – umarmen zu können: von der winzigsten Ameise bis zum unermesslichen Himmel, das Schöne und das Hässliche, das Gute und das Schlechte. Universelle Liebe kann alle Vorurteile entwaffnen, alle Differenzen auflösen und den Geist zurückführen zu einer zentralen Wahrnehmung – dass alles aus derselben Quelle stammt. Indem Sie die universelle Liebe erkennen und praktizieren, lernen Sie, sich selbst und Ihr Leben zu akzeptieren, und Sie werden Teil eines größeren Lebens, des ewigen, universellen Göttlichen.

Wie können wir das verwirklichen? Praktizieren Sie Dankbarkeit, indem Sie die Quellen und Menschen wertschätzen, die es Ihnen ermöglichen, das zu haben, was Sie haben; sei es Nahrung, Kleidung, Obdach, Arbeit, Bildung oder eine Beziehung. Praktizieren Sie Freundlichkeit, indem Sie nach Gelegenheiten Ausschau halten, jemanden glücklich zu machen: Überlassen Sie im Bus Ihren Sitzplatz einem älteren Menschen, bringen Sie den Obdachlosen eine Mahlzeit ... Sobald Sie damit begonnen haben, werden Sie viele Wege zur universellen Liebe finden.

Tun Sie anderen Gutes,
um sich selbst Gutes zu tun

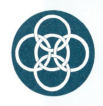

Mitgefühl, Freundlichkeit und die Bereitschaft zum Dienst an anderen sind natürliche Tugenden des Menschen. Diese Züge lösen unser Ego auf, das uns von anderen trennt. Mitfühlende Menschen verstehen andere, können sich mit ihnen identifizieren und geraten deshalb nicht so schnell in Zorn, der zu Stress und hohem Blutdruck führen kann. Mitgefühl zu pflegen ist der erste Schritt zur Menschenliebe. Aus Mitgefühl erwächst Freundlichkeit, die sich in selbstlosem Handeln für andere ausdrückt. Freundlichkeit bringt guten Willen hervor und zerstreut Hass und Konkurrenzdenken, Gefühle, die sowohl die Qualität als auch die Länge unseres Lebens mindern.

Selbstlosigkeit, der altruistische Dienst an anderen, fördert nicht nur Liebe, Frieden und Verständigung, sondern auch die Produktion natürlicher Killerzellen, die uns vor Infektionen schützen.

Grünes Licht:
Vergeben und Vergessen

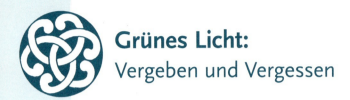

Von meinem Vater habe ich gelernt: »Vergebung ist die Kraft, die Beziehungen belebt. Vergebung treibt das Leben vorwärts, erzeugt Liebe und Harmonie und verleiht uns spirituelle Stärke.« Nachdem man vergeben hat, sollte man auch vergessen. Wenn Sie loslassen können, brauchen Sie Ihre unangenehmen Erfahrungen nicht weiter mit sich herumzuschleppen. Viele Zeitgenossen tragen ihre Last der Vergangenheit durchs gesamte Leben, und je mehr sie davon haben, desto kränker werden sie dann wohl.

Eine ganz typische Eigenschaft der Hundertjährigen besteht darin, dass sie schnell vergeben und vergessen können. Sie lassen negative Erfahrungen rasch hinter sich und feiern die positiven Erlebnisse. Indem Sie sich darin üben, zu vergeben und zu vergessen, werden Sie Ihre Beziehungen vertiefen und dabei Ihr Leben bereichern und verlängern.

Sein
und tun

Sein oder nicht sein? Tun oder nicht tun? Über diese Fragen machen wir uns ständig Gedanken. Die folgenden Worte eines chinesischen Weisen sind vielleicht keine Antwort, geben aber doch eine Richtung vor: »Im Licht ausgeglichener Gelassenheit wirst du erkennen, in welche Richtung dein Handeln zielen und dein Lebensweg führen sollte, und du wirst wissen, welche Rolle du spielen solltest. So wirst du immer mutig und furchtlos den richtigen Kurs einschlagen.« Mit anderen Worten: Vom Standpunkt der Ausgeglichenheit erkennen wir, was angemessen ist, um wieder Gemäßheit in unser Leben zu bringen. Diese Weisheit wird dafür sorgen, dass Sie auf dem richtigen Weg zur Langlebigkeit bleiben.

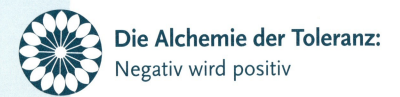

Die Alchemie der Toleranz:
Negativ wird positiv

Indem Sie ein tolerantes Verhalten pflegen, werden Sie emotional beweglicher. Größere emotionale Flexibilität hilft Ihnen, sich besser an das Auf und Ab des Lebens anzupassen. Enttäuschungen und Verletzungen machen Ihnen dann weniger aus. Mit der nötigen Toleranz empfinden Sie Ihr Leid als geringer und Ihr Glück als größer. Toleranz zu nähren kann Ihnen helfen, potenziell belastende negative Situationen in Ihrem Leben in positive zu verwandeln, deren Ergebnis Ihnen nutzt.

Hilft gegen Versuchungen:
Selbstachtung

Selbstdisziplin ist eine unerlässliche Tugend, wenn Sie bei Ihren Unternehmungen Erfolg haben wollen. Falls ein langes, glückliches und gesundes Leben Ihr Ziel ist, dann müssen Sie Ihre Impulse beherrschen und den Versuchungen widerstehen, die Sie von Ihrem Weg abbringen wollen. Selbstdisziplin erwächst aus Selbstachtung. Achten Sie die wunderbare Gelegenheit zu leben und achten Sie Ihren Körper als Tempel des universellen Göttlichen. Ihre wahre Natur wird Ihnen helfen, Ihr Verlangen nach sofortiger Belohnung zu kontrollieren, und Sie davon abhalten, den falschen Kurs einzuschlagen.

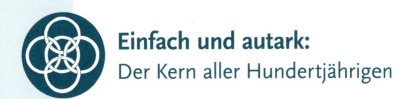

Einfach und autark:
Der Kern aller Hundertjährigen

Bei meinen Untersuchungen, die ich in den letzten zwanzig Jahren an Hundertjährigen durchgeführt habe, ist mir aufgefallen, welche Macht in der Autarkie liegt. Sie alle haben ein schlichtes, sauberes Leben geführt und sich kaum irgendwelche Extravaganzen geleistet. Extrem genügsam, machten sie das Beste aus den bescheidensten Ressourcen und schienen sehr stolz auf ihre Autarkie zu sein. Sogar diejenigen, die schon weit älter als hundert Jahre waren, erledigten ihre täglichen Pflichten immer noch selbst.

Ein chinesischer Weiser hat einmal erklärt: »Bescheidenheit bringt Zufriedenheit, und alles gedeiht in der Abwesenheit von Unordnung und Unübersichtlichkeit.« Schonen Sie Ihre Kräfte, und lassen Sie andere nichts für sich tun, was Sie selbst erledigen könnten.

Kuscheln, Knuddeln, Umarmen –
das ist gut für Sie

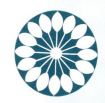

Handauflegen gilt seit jeher als sehr heilsam. Es wurde schon vor langem beobachtet, dass verwaiste Babys nicht mehr wachsen oder sogar sterben, wenn niemand sie liebevoll berührt. Ähnliches gilt für bewusstlose Patienten: Diejenigen, die regelmäßig berührt werden, erholen sich schneller als andere, denen diese Berührung nicht zuteil wird.

Menschliche Berührung fördert eine verstärkte Produktion von Endorphinen, Wachstumshormonen und DHEA, die alle unser Leben verlängern, und senkt gleichzeitig den Ausstoß von Stresshormonen, die unser Leben verkürzen können. Umarmungen bewirken dasselbe. Großeltern, die mit ihren Enkeln schmusen, Freunde, die sich umarmen, und Paare, die miteinander kuscheln, profitieren alle von diesem positiven Effekt.

Stress
kann »von innen« kommen

Stress wird gewöhnlich durch äußere Reize verursacht, aber unsere Reaktionen entscheiden maßgeblich über die Auswirkungen. Das belegt beispielsweise die Untersuchung zweier Gruppen von Mäusen: Die eine konnte außerhalb ihres Käfigs eine lebende Katze sehen, die andere eine identische Stoffkatze. Die Gruppe mit der lebenden Katze entwickelte mehr Krankheiten und erreichte nur ein Drittel der Lebenszeit der anderen Gruppe. Dort hatten die Mäuse offenbar festgestellt, dass von der Stoffkatze keine wirkliche Gefahr ausging, und ignorierten sie schließlich einfach. Wenn wir stressige Situationen unter einem anderen Blickwinkel betrachten, können wir oft sehen, dass die Gefahr überwiegend eine Illusion ist. Sobald wir unsere Reaktionen auf potenzielle Stressauslöser mäßigen, können auch wir negative Situationen neutralisieren.

Meditation
statt Medikamente

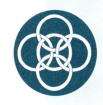

Seit Jahrtausenden praktiziert man im Osten Meditation als Weg zu innerem Frieden und Spiritualität. Es gibt so viele Meditationsarten, wie es Traditionen gibt. Bei den meisten nutzt man Atemtechniken und Visualisierungen. Bewiesenermaßen senkt regelmäßige Meditation den Blutdruck, lässt weniger Herzkrankheiten entstehen, lindert chronische Schmerzen, erhöht die geistige Klarheit und vieles mehr. Oft reichen schon 15 Minuten täglicher Praxis, um von den gesundheitlichen Vorteilen der Meditation zu profitieren. Viele Veranstalter bieten Meditationskurse an, und es gibt zahlreiche Übungen auf Kassette oder CD. Beginnen Sie noch heute zu meditieren, und Sie werden spüren, wie Ihre Anspannung nachlässt.

Seien Sie wie ein zweijähriges Kind –
sagen Sie einfach nein

Viele Menschen setzen sich dadurch am meisten unter Stress, dass sie versuchen, es allen recht zu machen. Wir empfinden die größte Gelassenheit, wenn wir unser Leben unter Kontrolle haben. Sind wir übereifrig, fühlen wir uns in der Regel überwältigt, verlieren die Kontrolle – und stehen deshalb unter Stress. Es steckt eine besondere Kraft in dem Wort »nein«; und wir sollten es wieder lernen und öfter benutzen, wenn es angebracht ist. Sobald wir unsere Grenzen und unser Bedürfnis nach Frieden akzeptieren können, indem wir unnötige zusätzliche Belastungen ablehnen, dann fordern wir die Kontrolle über unser Leben wieder ein und verringern unseren Stress. Können Sie sich noch vorstellen, welche Macht Sie empfunden haben müssen, als Sie im Alter von zwei Jahren das Wort »nein« sagen konnten ...?

Rezept für ein langes Leben:
Eine glückliche Ehe

Den Statistiken zufolge leben glücklich verheiratete Paare im Durchschnitt vier Jahre länger als Alleinstehende. Die emotionale und psychische Erfüllung, die aus einer befriedigenden langjährigen Beziehung hervorgeht, hilft uns, die Widrigkeiten und Schwierigkeiten des Lebens zu meistern, ohne unter den schlimmsten Stressfolgen zu leiden. Psychologen sind außerdem der Meinung, dass die längere Lebenszeit glücklicher Paare auf das Gefühl menschlicher Verbundenheit zurückzuführen ist. Fast alle hundertjährigen Männer zum Beispiel sind verheiratet oder erst seit kurzer Zeit verwitwet.

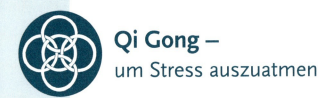

Qi Gong –
um Stress auszuatmen

Bestimmte Atemtechniken können den Körper nicht nur entgiften, sondern verhelfen Ihnen auch zur Entspannung, Revitalisierung und Regeneration. Qi Gong ist eine solche Atemtechnik aus China. Diese Praxis verlangt Achtsamkeit bei jedem Atemzug: Überwachen Sie das Tempo, die Eigenart und die Tiefe bei jedem Ein- und Ausatmen. Das Ziel besteht darin, immer langsamer, weicher und tiefer zu atmen.

Sagen Sie bei jedem Ausatmen im Geiste das Wort »ruhig« und atmen Sie dabei die Spannung aus einem Teil Ihres Körpers heraus. Beginnen Sie ganz oben am Kopf und arbeiten Sie sich dann durch alle Teile Ihres Körpers bis nach unten zu den Füßen. Leiten Sie die restliche Spannung durch Ihre Zehen und Fußsohlen ab.

Gefühle bewusst wahrnehmen –
für inneren Frieden

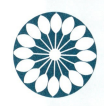

Unsere Gefühle wahrzunehmen und auszudrücken ist einer der besten Wege, um negative Emotionen zu neutralisieren. Wenn wir das tun, wehren wir die Fluten schädlicher Stresshormone ab, die solche Emotionen in unserem Körper hervorbringen; Stresshormone verkürzen unser Leben. Lassen Sie andere Leute wissen, wenn Sie sich unglücklich, enttäuscht oder verletzt fühlen. Sobald Sie selbst – nicht unbedingt andere – das Gefühl bewusst wahrgenommen haben, löst es sich meist auf und wird Ihnen wahrscheinlich weniger Probleme bereiten. Wenn Sie Ihre Gefühle in Ihrem Inneren verstecken, werden Sie wahrscheinlich bei einem geringfügigen Anlass explodieren und Ihre Gesundheit potenziell noch stärker schädigen. Machen Sie sich bewusst, was Ihnen auf dem Herzen liegt, und schließen Sie dauerhaften Frieden damit.

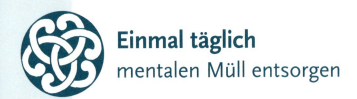

Einmal täglich
mentalen Müll entsorgen

Wenn Sie mehrere Tage lang keine Verdauung hatten, fühlen Sie sich nicht nur verstopft, sondern Ihr Körper steckt auch voller Abfallstoffe und Gifte, die Ihre Gesundheit schädigen können. Dasselbe passiert mit Ihrem Geist. Negative Gedanken, Gefühle und Bilder können dort herumlungern und »giftig« werden, was Ihre Gedankenmuster und Ihr Verhalten unbewusst schädigt. Um diese »geistige Verstopfung« zu beenden, sollten Sie die Negativität, die Sie im Laufe des Tages erlebt haben, abends in Ihrem Tagebuch abladen. Während Sie über eine Situation schreiben, können Sie noch einmal darüber nachdenken und Ihre Gefühle beobachten. Um das Ganze endgültig loszuwerden, reißen Sie die Seiten aus dem Tagebuch heraus und verbrennen sie. Danach werden Sie sich klarer und leichter fühlen.

Lachen
ist gesund

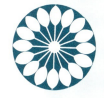

Der verstorbene Norman Cousins war nicht nur ein Pionier der »Lachtherapie«, sondern auch der neuen medizinischen Disziplin, die sich »Psychoneuroimmunologie« nennt. Sie untersucht, welche Auswirkungen unsere Gefühle und Gedanken auf das Immunsystem haben. Cousins und andere haben entdeckt, dass Lachen und Freude das Immunsystem stärken und besonders die Produktion natürlicher Killerzellen fördern, die den Körper vor Infektionen und Krebs schützen. Außerdem erhöht Lachen den Ausstoß von Endorphinen im Gehirn. Es gibt keinen Zweifel daran, dass fröhliche Menschen länger und gesünder leben. Lesen Sie beispielsweise gelegentlich Comics, oder schauen Sie sich Ihre bevorzugte Comedyshow im Fernsehen an, und lachen Sie sich Ihren Weg zu einem langen Leben frei.

Weniger Gerümpel –
weniger Stress

Vereinfachen Sie Ihr Leben, indem Sie sich von überflüssigen Gegenständen und Aktivitäten trennen, die Ihnen zusammengenommen einen großen Teil Ihrer Energie rauben, welche Sie besser für Ihre Gesundheit und Ihr Wohlbefinden einsetzen könnten. Die sich rasch verändernde Welt, in der wir leben, verleitet uns dazu, immer mehr Dinge anzusammeln. Doch je mehr wir besitzen, desto mehr werden wir zu Sklaven unseres Eigentums. Schauen Sie sich in Ihrem Haus um, stellen Sie fest, welche Gegenstände Sie in den letzten drei Monaten nicht mehr benutzt haben, und spenden Sie diese einer Wohlfahrtsorganisation. Gerümpel stört die Ordnung in Ihrem Leben und erhöht Ihren Stress. Sanieren Sie Ihr Umfeld, damit Sie gelassen bleiben und die Kontrolle behalten.

Krebs entsteht
durch Unterdrückung und Stress

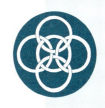

Nirgendwo ist Stress direkter mit der Entwicklung einer Krankheit verknüpft als bei Krebs. Krebspatienten haben sehr viel häufiger als die Durchschnittsbevölkerung schon in jungen Jahren schwere persönliche Verluste hinnehmen müssen oder unter chronischen Depressionen mit starken anhaltenden Gefühlen der Hilflosigkeit und Hoffnungslosigkeit gelitten. Menschen, die längere Zeit Stress empfunden haben oder zu den so genannten Typ-C-Persönlichkeiten gehören – charakterisiert durch eine starke Neigung, ihre eigenen Gefühle zu leugnen und zu unterdrücken –, sind sehr viel anfälliger für diese Krankheit. Viele aktuelle Untersuchungen bestätigen die Auswirkungen von emotionalem Stress auf den Körper. Die Neuroendokrinologie gehört zu den neueren Medizinzweigen, die aus diesen Untersuchungen über die Verbindungen zwischen Gedanken und Gefühlen einerseits und dem autonomen Nervensystem, dem Immunsystem und dem Hormonsystem andererseits hervorgegangen sind.

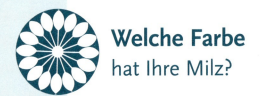

Welche Farbe hat Ihre Milz?

Dies ist eine einfache Meditationsübung, die Ihnen helfen kann, Ihre inneren Organe besser mit Energie zu versorgen. Bei der »Meditation der Fünf Wolken« visualisieren Sie die Farben, die mit jedem unserer lebenswichtigen fünf Organsysteme verbunden sind. Es handelt sich dabei um eine alte Praxis, die schon in des Gelben Kaisers Klassiker der Medizin erwähnt wird. Die fünf Grundfarben, die den fünf Organsystemen zugeordnet werden, sind Grün für die Leber, Rot für das Herz, Gelb für die Milz, Weiß für die Lunge und Blau für die Nieren.

Beginnen Sie damit, sich vorzustellen, wie sich in der vorgegebenen Ordnung jeweils eine Wolke in der entsprechenden Farbe bildet und das Organ einhüllt. Bleiben Sie ungefähr 2 bis 5 Minuten bei jedem Organ. Wenn alle fünf farbigen Wolken vollständig sind, dehnen Sie diese so weit aus, dass sich die fünf Farben vermischen und letztlich ein Regenbogen daraus wird.

Ihr Frühwarnsystem:
Die Achtsamkeitsmeditation

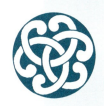

Wenn Sie den natürlichen Zustand Ihres Körpers bewusst wahrnehmen, kann Ihnen das helfen, subtile Veränderungen Ihrer Gesundheit aufzuspüren. Diese Achtsamkeitsmeditation ist eine ebenso wirkungsvolle wie einfache Übung, die Sie überall und jederzeit durchführen können.

Schließen Sie Ihre Augen eine Minute lang und achten Sie auf Ihren Atem. Atmen Sie schnell oder langsam, flach oder tief, kurz oder lang? Können Sie spüren, wie sich beim Atmen Lunge und Bauch ausdehnen und wieder zusammenziehen? Erweitern Sie Ihre Achtsamkeit nun eine Minute lang auf Ihren gesamten Körper. Empfinden Sie irgendwo Unbehagen oder Schmerzen? Können Sie fühlen, wie Ihre Därme arbeiten? Gibt es Bewegung in Ihrem Bauch? Wie sitzen oder liegen Sie? Können Sie wahrnehmen, wie Energie und Blut durch Ihren Körper strömen? Dehnen Sie Ihre Achtsamkeit schließlich eine Minute lang auf Ihre äußere Umgebung aus. Nehmen Sie die Lichtverhältnisse wahr, die Temperatur, subtile Geräusche, Gerüche und die Menschen in Ihrer Nähe. Wie reagieren Sie darauf? Schreiben Sie Ihre Beobachtungen in ein Notizbuch und sehen Sie sich die Aufzeichnungen regelmäßig an, um subtile Veränderungen zu erkennen, die vielleicht Beachtung erfordern.

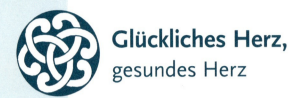

Glückliches Herz,
gesundes Herz

In der östlichen Medizin gilt Freude als das Gefühl, das mit dem Herzen verbunden ist. Schon lange hat man beobachtet, dass fröhliche Menschen seltener unter Herzkrankheiten leiden, und die Wissenschaft bestätigt das. Eine Studie hat ergeben, dass einer von fünf Patienten mit einer koronaren Herzerkrankung zu der Gruppe der schwer depressiven Menschen gehört. Krebsforscher haben festgestellt, dass angenehme Emotionen die Zahl der natürlichen Killerzellen im Blut erhöhen. Sorgen Sie also dafür, dass Sie Freude in Ihrem täglichen Leben »praktizieren«, und sie wird sich auf natürliche Weise ausdehnen. Lassen Sie die Freude Ihr Herz erfüllen, und Ihr Herz wird Sie mit Gesundheit erfreuen.

Die Angst bewältigen –
in einer Krise

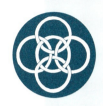

Oft verstärken die Menschen unbewusst ihren Stress, wenn sie sich in Krisenzeiten große Sorgen machen, wodurch noch mehr Stresshormone produziert werden und ihre Gesundheit weiteren Schaden nimmt. Um Ängste abzubauen, sollten Sie mit Ihren Freunden, Angehörigen, Kollegen, Mentoren oder, wenn nötig, auch mit einem Psychotherapeuten über das sprechen, wovor Sie sich fürchten. Verbannen Sie anregende Mittel wie Koffein aus Ihrer Ernährung, und verzichten Sie auch auf Arzneimittel, die Koffein oder Ephedrin enthalten. Schreiben Sie das Szenario auf, das Sie im schlimmsten Fall befürchten; und dann verbrennen Sie den Zettel, damit das Dilemma Ihr Leben verlassen kann.

Für Ihre Gesundheit
sind Sie selbst zuständig

Um ein langes und gesundes Erdendasein zu führen, müssen Sie als Erstes selbst die Verantwortung für sich und Ihr Leben übernehmen. Unabhängigkeit ist weit verbreitet unter Hundertjährigen, von denen sich viele bis zum Ende ihrer Tage selbst um ihre gesundheitlichen Angelegenheiten kümmern.

Wenn Sie sich und Ihr Wohlbefinden von Ärzten abhängig machen, werden Sie mit Sicherheit enttäuscht. Lernen Sie, was Sie dazu wissen müssen, und unternehmen Sie die nötigen Schritte, um Ihre Gesundheit zu verbessern und zu erhalten. Das bedeutet: Kontrollieren Sie ungesunde Impulse, die auf sofortige Belohnung zielen, nehmen Sie Ihre Krankheit als »Eigentum« an, damit Sie sie verändern können, und praktizieren Sie Vergebung und Akzeptanz sich selbst gegenüber, damit Sie sich weiterentwickeln können. Verantwortung für sich selbst zu übernehmen verleiht Ihnen auch die Kraft zur Veränderung – von Krankheit zu Wohlbefinden, von Traurigkeit zum Glücklichsein, von Konflikten zum Frieden.

Bittgebet für Gesundheit
und ein langes Leben

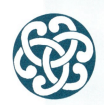

Die Kraft absichtsvoller Gedanken kann körperliche Reaktionen erzeugen, aber auch energetische Reaktionen aus dem göttlichen Universum auslösen. Aus der taoistischen Langlebigkeitstradition stammt das folgende Gebet, das ich dem *Workbook for Spiritual Development* von Hua-Ching Ni entnommen habe:

»Ich bin stark; der Himmel ist klar. Ich bin stark; die Erde ist fest. Ich bin stark; die Menschen leben in Frieden miteinander. Mein Leben wird unterstützt durch die Harmonie von Körper, Seele und Geist in meinem Innern. Alle meine spirituellen Elemente kehren zu mir zurück. Alle meine spirituellen Wächter begleiten mich. Yin und Yang meines Daseins sind gut integriert. Mein Leben ist fest verwurzelt. Während ich dem Pfad der Revitalisierung folge, werden mein Geist und meine Emotionen gesund und aktiv. Die Göttin meines Herzens nährt mein Leben üppig. Die innere Energie harmonisiert mein spirituelles Wachstum, und alle Hindernisse lösen sich vor mir auf. Meine natürlichen Heilungskräfte tragen zu einem langen und glücklichen Leben bei, sodass ich meine Aufgaben in dieser Welt erfüllen kann. Indem ich den höheren Gesetzen und dem integralen Weg des Lebens folge, komme ich der göttlichen Quelle der Gesundheit und des langen Lebens sogar noch näher.«

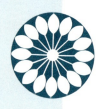

»Ungezwungenes Sein«
bedeutet ein längeres Leben

Der bekannte chinesische Weise Laotse empfahl die Idee und Praxis des Wu-wei, was »Nicht-Tun«, »absichtsloses Handeln« bedeutet, das heißt »ungezwungenes Sein und Tun«. Ungezwungenes Sein ist natürlich, mühelos und anpassungsfähig. Ungezwungenes Tun geschieht ohne unangemessene Energie und ohne Druck. Die meisten Zeitgenossen kämpfen sich unnötig durchs Leben und reißen Wände nieder, statt nach der Tür zu suchen. Viele erschöpfen ihre Energie, indem sie die harte, trockene Erde aufgraben, statt sie vorher mit Wasser aufzuweichen.

Übersetzen Sie diese Metaphern ins tägliche Leben. Je mehr Sie sich beispielsweise bei Beziehungskonflikten darum bemühen, ein bestimmtes Ergebnis zu erzielen, desto mehr eskaliert der Kampf. Warten Sie ab, bis der Zorn auf beiden Seiten verraucht ist – lassen Sie das Feuer vollständig herunterbrennen, bevor Sie sich beim Durchwühlen der Ruinen die Finger verbrennen. Wenn Sie Wu-wei in Ihrem Leben praktizieren, dann werden Sie mit mehr Freude, Flow, also Glück, Gesundheit und einem längeren Leben belohnt.

Es gibt keine
gierigen Hundertjährigen

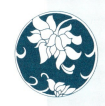

Wenn Menschen sich von ihren Begierden beherrschen lassen, dann nimmt ihre Gesundheit dabei sehr bald Schaden. Gier nach Nahrung, Geld, Sex und Macht wird zur Sucht und zum Zwang, obwohl die Suche danach vielleicht ursprünglich einem natürlichen Überlebensinstinkt entsprungen ist. Wer hundert Jahre alt geworden ist, weiß, dass der Schlüssel zu einem langen, gesunden Leben darin liegt, die eigenen Begierden unter Kontrolle zu haben, statt sich von ihnen kontrollieren zu lassen.

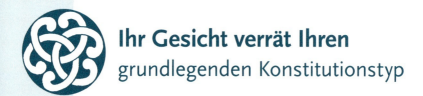

Ihr Gesicht verrät Ihren
grundlegenden Konstitutionstyp

In der chinesischen Medizin kann der Arzt dem Patienten entsprechend seinem individuellen Konstitutionstyp, der symbolisch den »Fünf Elementen« (Wu-hsing) zugeordnet wird, Ratschläge zur Lebensführung und Gesundheitsvorsorge geben. Die einfachste Möglichkeit, Ihren Konstitutionstyp zu bestimmen, ist die Orientierung an Ihrer Gesichtsform. (Auch wenn sich die Konturen bei Gewichtsveränderungen und mit dem Alter verändern, bleibt die grundlegende Form doch bestehen.) Wer ein rechteckiges Gesicht hat, ist beispielsweise der Konstitutionstyp »Holz«. Die anderen vier Zuordnungen lauten: Ein quadratisches Gesicht entspricht »Metall«, ein auf dem Kopf stehendes Dreieck entspricht »Feuer«, ein umgedrehtes Trapezoid bedeutet »Erde«, und ein ovales Gesicht entspricht dem »Wasser«-Typ. Für jeden Konstitutionstyp gebe ich nachfolgend Tipps zur Lebensverlängerung.

Der »Holz«-Typ
sollte sich entspannen

»Holz«-Typen (rechteckige Gesichtsform) neigen zu Ungleichgewichten von Leber und Gallenblase sowie zu Herz-Kreislauf-Störungen wie Herzinfarkt, Bluthochdruck und Schlaganfall. Sie sind häufig sehr angespannt, ungeduldig, durchsetzungsfähig und konkurrenzorientiert; und das macht sie anfällig für nervöse Störungen wie Manien, Depressionen und Panikattacken. Probleme mit Muskeln, Sehnen und Nägeln sind verbreitet.

Wenn Sie sich in diesem Typ erkennen, sind Sie gut beraten, möglichst wenig Alkohol, rotes Fleisch und fettige Speisen zu sich zu nehmen. Ruhe und Entspannung sind der Schlüssel, um zu verhindern, dass der »Holz«-Typ in Flammen aufgeht. Meditation und Tai Chi helfen ebenfalls beim Ausgleich der hohen Anspannung.

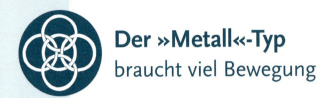

Der »Metall«-Typ
braucht viel Bewegung

»Metall«-Typen (quadratische Gesichtsform) halten sich an Recht und Ordnung. Fast wie ein Ingenieur sind sie präzise, organisiert, methodisch und oft idealistisch. Diese kopflastigen, logischen Perfektionisten können leicht den Kontakt zu ihren Gefühlen und zu ihrer Körperlichkeit verlieren. Folglich können unterdrückte oder nicht wahrgenommene Gefühle, vor allem Traurigkeit und Gram, zu Stress und einem geschwächten Immunsystem führen. »Metall«-Typen neigen zu Problemen mit der Lunge, den Nebenhöhlen, dem Hals, den Därmen und der Haut.

Wenn Sie ein »Metall«-Typ sind, sollten Sie auf regelmäßiges körperliches Training achten, um Körper und Geist zu harmonisieren. Betätigen Sie sich künstlerisch, um Ihre Gefühle auszudrücken, und meiden Sie stark gewürzte und industriell verarbeitete Nahrungsmittel.

Der »Feuer«-Typ
sollte gelassen bleiben

Wenn Sie ein »Feuer«-Typ sind (dreieckige Gesichtsform), dann achten Sie sehr genau auf Details, sind leidenschaftlich, charismatisch und spontan. »Feuer«-Typen sind außerdem sehr kreativ, ihre Gedanken stets in Bewegung. Sie haben Mitgefühl und verbinden sich mit anderen Menschen auf der emotionalen Ebene. Sie sind jedoch anfällig für Herzprobleme, vor allem für Herzklopfen und einen zu schnellen Herzschlag; und sie neigen zu Kreislaufproblemen wie beispielsweise Krampfadern. Emotionale Zusammenbrüche, Ängste und übermäßige Erregung machen ihnen gelegentlich zu schaffen. »Feuer«-Typen leiden oft unter Schlaflosigkeit und nervösen Störungen.

Passt Ihnen dieser Schuh? Wenn ja, dann brauchen Sie einen stabilen, ruhigen und unterstützenden Lebensstil; und Sie werden davon profitieren, wenn Sie übermäßige Aufregungen in Ihrem Leben und Anregungsmittel in Ihrer Ernährung vermeiden.

Der »Erde«-Typ
sollte auf Zucker verzichten

Die »Erde«-Typen (Gesichtsform: umgedrehtes Trapezoid) sind so fürsorglich wie die »Erde«-Energie, die sie verkörpern. Sie sind allgemein beliebt, leben unbeschwert und sind bereit, persönliche Opfer zu bringen, damit ein Freund oder Familienmitglied ein persönliches Ziel erreichen kann. Doch die »Erde«-Typen neigen dazu, sich ständig Sorgen zu machen, und sie leiden häufig unter Verdauungsproblemen, Übergewicht und Energiemangel. Auftreibung, Wassereinlagerungen und Muskelschmerzen sind weit verbreitet. Während sie stets bereit sind, für andere Opfer zu bringen, suchen sie ihre eigene Erfüllung oft in übermäßigem Essen.

Wenn Sie ein »Erde«-Typ sind, sollten Sie Zucker, Süßigkeiten und verfeinerte Kohlenhydrate wie Weißbrot, Nudeln, Kuchen und Gebäck weitgehend meiden. Lernen Sie, öfter mal nein zu sagen, um einer Erschöpfung Ihrer eigenen Energie vorzubeugen. Bemühen Sie sich immer wieder, spontan und verspielt zu sein, und achten Sie auf ausreichend körperliche Bewegung.

Der »Wasser«-Typ
sollte weniger Salz zu sich nehmen

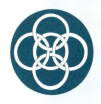

Die »Wasser«-Typen (ovales Gesicht) sind beschauliche, geheimnisvolle Wahrheitssucher. Viele von ihnen sind sehr phantasievoll, originell und von einem starken Sexualtrieb besessen. »Wasser«-Typen sind gern unabhängig, verachten jede Art von Verschwendung und geben nicht so leicht auf. Manchmal haben sie mit Einsamkeit und Isolation zu kämpfen, denn sie können kritisch sein, und es fällt ihnen schwer, mit anderen zu teilen. Der »Wasser«-Typ ist anfällig für Störungen der Nieren, der Blase und der Fortpflanzungsorgane, und er leidet häufig unter Rückenschmerzen, schlechten Zähnen und Gedächtnisstörungen. Hormonelle Ungleichgewichte sind ebenfalls weit verbreitet.

Trifft dies alles auf Sie zu? Die chinesische Tradition rät, Salz zu meiden und mehr Süße ins soziale Leben zu bringen. Der Schlüssel zur Erfüllung liegt letztlich darin, eine spirituelle Verbindung zu finden.

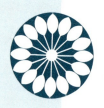
Hören Sie
auf Ihre innere Weisheit

Wir alle kennen Geschichten über Hundertjährige, die ihr langes Leben auf irgendeine Schrulle zurückführen: Vielleicht trinken sie täglich ein Glas Whisky, gehen vor dem Frühstück fünf Kilometer spazieren, oder sie sprechen ein bestimmtes Gebet. Solche Rezepte lassen sich nicht verallgemeinern, vor allem, wenn es sich um etwas handelt, was man vorher noch nie getan hat. Aber die meisten von uns haben eine bestimmte Angewohnheit, die ihnen guttut, auch wenn sie das rational nicht begründen können. Was wir tun, passt vielleicht nicht in irgendein Dogma oder eine Philosophie, sondern ist ein ganz individuelles Ritual allein für uns selbst. Achten Sie auf Ihre Gewohnheiten. Lernen Sie, zu unterscheiden zwischen kleinen, sinnlosen Abhängigkeiten und Praktiken, die Sie voranbringen.

Achten Sie
auf Ihren Mund

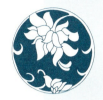

Es gibt ein altes chinesisches Sprichwort: »Die meisten Krankheiten ergeben sich aus den Dingen, die wir uns in den Mund stecken, und die meisten Probleme ergeben sich aus den Worten, die unseren Mund verlassen.« Der erste Teil ist leicht zu verstehen: Wenn wir uns vollwertig und natürlich ernähren, werden wir einen gesunden Körper und einen klaren Geist haben. Aber wer achtet schon genauso auf die Gedanken, die unseren Mund als Worte verlassen? Die meisten von uns mussten schon einmal bereuen, dass sie etwas gesagt oder auch nicht gesagt haben.

Seien Sie ehrlich, wenn Sie Ihre Gefühle offenbaren; seien Sie freundlich, wenn Sie etwas oder jemanden kritisieren; seien Sie positiv, wenn Sie Ihre Ideen ausdrücken; seien Sie aufnahmebereit, wenn Sie Kritik hören; und seien Sie demütig im Hinblick auf Ihre eigenen Tugenden. Treffen Sie kluge Entscheidungen bezüglich der Nahrung, die Sie in Ihren Körper hereinlassen, und bezüglich der Worte, die Sie aus Ihrem Mund hinauslassen, dann werden Sie körperlich vital sein und in Ihrem Herzen Frieden empfinden.

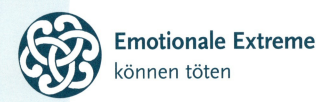

Emotionale Extreme
können töten

In der Traditionellen Chinesischen Medizin geht man davon aus, dass Emotionen einen Einfluss auf die inneren Organe haben – und umgekehrt. Emotionen zu empfinden ist natürlich ein normaler Teil des Lebens, aber Extreme können zu Ungleichgewichten und Krankheiten führen, die manchmal sogar tödlich enden. Exzesse der sieben Emotionen sind mit den betreffenden Organen verknüpft: Zorn schadet Leber und Gallenblase; übermäßige Freude (Manie) kann Herz und Dünndarm ins Ungleichgewicht bringen; Trauer und Gram schädigen Lunge und Dickdarm; Grübelei (zu viel Nachdenken und Sich-Sorgen-Machen) versetzt Milz und Magen in Aufruhr; chronische Angst (Unsicherheit) und Furcht (Schock) schaden den Nieren und der Blase. Wenn Sie emotionale Extreme erleben, atmen Sie tief durch und gönnen Sie sich Ruhe, um Ihren Stoffwechsel wieder ins Gleichgewicht zu bringen. Besser noch: Meditieren Sie täglich, damit Sie gar nicht erst in solche Situationen geraten.

6. Die Synthese:
Wie Sie zu einem erfüllten Leben und Ihrer persönlichen Bestimmung finden

Überall auf der Welt wünschen sich die Menschen ein erfülltes Leben. Ein solches Leben wird durch viele Eigenschaften charakterisiert. Mit diesem Buch habe ich versucht, Ihnen den Weg zu Gesundheit, Wohlbefinden und einem langen Leben möglichst leicht zu machen. Nun ist es Ihre Aufgabe, Ihr persönliches Potenzial zu erfüllen, indem Sie das Gelesene umsetzen. Bei Ihren Bemühungen, das Beste aus dem zu machen, was Sie sind und wo Sie leben, was Sie essen und was Sie tun, kann Ihnen mein ganzheitlicher Ansatz als Grundlage dienen.

Gesundheit ist das wichtigste Fundament eines erfüllten Lebens. Ziel dieses Buches ist es, Ihnen zu vermitteln, wie Sie eine optimale Gesundheit erlangen, indem Sie Krankheitsrisiken durch das vereinte Wissen aus Ost und West minimieren. Hier finden Sie die seit Jahrtausenden bewährten Traditionen unserer Vorfahren gepaart mit den Fortschritten der modernen Wissenschaft. Ein langes Leben ist nur das Nebenprodukt einer ausgezeichneten Gesundheit, welche die Grundlage dafür bildet, dass Sie das echte Potenzial Ihres Lebens genießen können.

Zu einem erfüllten Leben gehören außerdem Freude, Liebe, Wohlstand, Sinn, Wissen und vieles mehr. Freude in den eigenen Alltag zu bringen ist uns allen möglich. Wir brauchen dazu ein starkes Verlangen und die Bereitschaft zur Veränderung, um die Freude zu erzeugen, die wir uns wünschen. Wenn Sie unglücklich sind, dann beschließen Sie, das zu ändern. Sie haben die Macht dazu, denn nichts und niemand kann Sie unglücklich machen – Sie allein entscheiden über Ihre Gefühle. Verpflichten Sie sich dazu, Ihr eigenes Leben und das anderer Menschen mit Freude zu erfüllen.

Zu lieben und geliebt zu werden ist ganz entscheidend, denn Liebe ist die Grundlage allen Lebens. Sie beginnt mit der wohlwollenden Liebe des universellen Göttlichen oder Gottes, ausgedrückt durch die Liebe der Mütter zu ihren Kindern, und durch die Güte, die alle Menschen einander sowie allen anderen Lebewesen und nichtlebenden Dingen entgegenbringen können. Die Alchemie der Liebe bringt die Anziehungskraft zwischen zwei Menschen hervor, die in ihnen den Wunsch entstehen lässt, eine Familie zu gründen – den Baustein des ewigen Universums. Sie ist auch das Gefühl, das Menschen veranlasst, zu einer Gemeinschaft zusammenzuwachsen und sich gegenseitig im Leben zu unterstützen.

Freiheit ist etwas, was man in den westlichen Industrienationen für selbstverständlich hält. Die grundlegenden Freiheiten, zu denken, zu reden und zu existieren, sollten wir zu schätzen wissen und erhalten, denn sie gestatten es uns, zu freien, einzigartigen Menschen zu werden, die alle zusammen die vielfältige Welt bilden, in der wir leben. Pflegen Sie in Ihrem Körper die Freiheit von Krankheiten, in Ihren Gedanken die Freiheit von Vorurteilen und in Ihrem spirituellen Leben die Freiheit von Bindungen an religiöse Kulte und Fundamentalismus – dann werden Sie die wahre Freiheit ohne Grenzen genießen können.

Ein ebenfalls grundlegendes Element ist Wohlstand, und zwar sowohl in materieller als auch in nichtmaterieller Hinsicht. Wir brauchen materielle Güter für ein behagliches und sicheres Leben, und die Motivation, für ein solches Leben hart zu arbeiten, ist richtig. Ihre Kreativität und Produktivität bringen Ihnen selbst und anderen Menschen Vorteile. Gleichzeitig brauchen wir unseren guten Willen als Aspekt des nichtmateriellen Wohlstands. Guten Willen zu entwickeln ist Teil der menschlichen Natur. Guter Wille ist eine Art Nahrung für die Seele: Je mehr Sie davon ansammeln, desto zufriedener werden Sie.

Ein Leben ohne Sinn ist leer, doch Sinn ist etwas, was Sie Ihrem Leben selbst geben müssen. Niemand anders kann Ihnen sagen, worum es in Ihrem Leben geht. Nehmen Sie sich Zeit, ausgiebig über den Sinn Ihres Lebens nachzudenken. Gleicht es dem einer Ameise, die auf der Suche nach Nahrung hin und her eilt, oder gleicht es dem eines Schmetterlings, der sorglos zwischen den Blüten herumtanzt? Ameisen und Schmetterlinge spielen ihre Rolle in der Ökologie unseres Planeten und im Universum. Der Unterschied zwischen Menschen und Insekten liegt jedoch in unserer Freiheit, uns eine Lebensaufgabe zu wählen. Was ist Ihre Rolle im Leben und der Zweck Ihrer Existenz? Wenn Sie Ihre Lebensaufgabe finden und Ihre Energie darauf richten, werden Sie ein erfülltes Leben führen.

Jeder Mensch, so sagt man, strebt nach Gesundheit und Weisheit. Weisheit ist nicht leicht zu definieren, doch jeder sucht danach und hält sie für die höchste menschliche Leistung. Der Witz bei der Sache ist, dass sich Weisheit gewöhnlich erst in fortgeschrittenem Alter einstellt, aber niemand will zu den Älteren gehören. Weisheit ist wichtig, um Gesundheit zu erlangen, und wenn wir gesund bleiben, können wir länger leben und noch mehr Weisheit entwickeln. Indem wir ständig unsere Lektionen lernen und ein ausgeglichenes und harmonisches Leben führen, in dem wir uns auch spirituell weiterentwickeln, wächst unsere Weisheit von Tag zu Tag. Und entsprechend wächst auch unsere Verpflichtung, diese Weisheit durch den Dienst an anderen zu teilen.

Schließlich kommen wir noch zu einem Thema, vor dem sich die meisten lieber drücken würden, das aber leider unvermeidlich ist. Stellen Sie sich vor, Sie wären den Ratschlägen in diesem Buch gefolgt und würden nun am Ende eines langen, gesunden, sinnvollen und produktiven Lebens dem Tod gegenüberstehen. Weil Sie im Laufe der Zeit Ihre Spiritualität entwickelt haben, wird Ihre Seele in das unendliche Universum zurückkehren, aus dem sie hervorgegangen ist, aber Ihre physische Existenz endet. Wird Ihre Seele rasch und mühelos den Ausgang finden oder wird es ein langsamer und schmerzlicher Abschied sein? Wenn Sie alles getan haben, um auf gesunde und natürliche Weise zu leben, dann werden Sie wahrscheinlich auch ein friedliches Ende finden. Sie sterben an Altersschwäche, und die Seele verlässt den Körper rasch.

Es gibt eine nützliche Übung, die Sie im Hinblick auf Ihr Ende praktizieren sollten: Gehen Sie gedanklich durch Ihr Leben, als ob Sie sich einen Film anschauten. Was sollten andere von Ihnen in Erinnerung behalten? Welche Taten, welches Vermächtnis möchten Sie zurücklassen? Ist die Welt, die Sie verlassen, durch Sie ein besserer Ort geworden? Wer wird im Moment des Abschieds bei Ihnen sein?

Welche bedeutsamen Beziehungen gab es in Ihrem Leben? Für welche Menschen waren Sie wichtig? Fühlen Sie sich zufrieden, froh und bereit, sich wieder mit dem Reich des Göttlichen zu vereinen?

Durch Ihr Vermächtnis erlangen Sie eine Art von Unsterblichkeit. Um das Vermächtnis aufzubauen, brauchen Sie Zeit.

> Ich wünsche Ihnen ein langes
> und glückliches Leben!

Adressen
Internationale Adressen

AskDrMao.com
Dies ist die offizielle Website von Secrets of Longevity. Hier finden Sie neue Tipps für ein langes, gesundes und glückliches Leben. Sie können von Dr. Mao auch Informationen über Anti-Aging-Geheimnisse und Maßnahmen zur Verbesserung Ihrer Gesundheit und Verlängerung Ihres Lebens erhalten, indem Sie seinen Newsletter dort abonnieren.

www.askdrmao.com

Acupuncture.com
Die älteste, umfangreichste und informativste Website über Akupunktur, chinesische Kräutermedizin, Ernährungslehre, Tuina, Tai Chi, Qi Gong und verwandte Praktiken. Sie ist eine ausgezeichnete Informationsquelle für Patienten wie Therapeuten und bietet Ihnen Zugang zu Hunderten von Veröffentlichungen und Kräuterprodukten.

www.acupuncture.com

info@acupuncture.com

American Academy of Anti-Aging Medicine (A4M)
Dieser Organisation gehören 11 500 Ärzte und Wissenschaftler aus 64 Ländern an. A4M ist eine medizinische Gesellschaft, die therapeutische Entwicklungen fördern will, bei denen es um die medizinischen Möglichkeiten zur Verlängerung des Lebens geht. Auf der Website findet man zahlreiche Artikel über die Erforschung von Arzneimitteln zur Lebensverlängerung und die Verzögerung von Altersprozessen. Die Gesellschaft veranstaltet außerdem überall in der Welt Anti-Aging-Konferenzen.

1510 W. Montana St.
Chicago, IL 60614
USA

www.worldhealth.net

info@worldhealth.net

World Research Foundation (WRF)
Die WRF hat ein einzigartiges internationales Gesundheits- Informationsnetzwerk eingerichtet, das den Menschen hilft, sich über alle weltweit verfügbaren Behandlungsmöglichkeiten zu informieren. Die gemeinnützige Organisation gehört zu den wenigen, die Informationen sowohl über schulmedizinische als auch alternativmedizinische Therapien verbreiten.

41 Bell Rock Plaza
Sedona, AZ 86351
USA

www.wrforg

info@wrforg

Yo San University
Eine angesehene Aus- und Fortbildungseinrichtung für Traditionelle Chinesische Medizin, gegründet von Dr. Maoshing Ni und seiner Familie. Das strenge akademische, klinische und spirituelle Entwicklungsprogramm bereitet die Studenten auf eine professionelle Praxis der Akupunktur und der östlichen Medizin vor.

13315 W. Washington Blvd.
Suite 200
Los Angeles, CA 90066
USA

www. yosan.edu

admissions@yosan.edu

Adressen aus Deutschland

aid Infodienst
Der aid infodienst Verbraucherschutz, Ernährung, Landwirtschaft ist seit mehr als fünfzig Jahren in den Bereichen Landwirtschaft, Verbraucherschutz, Ernährung und Umwelt tätig. Als gemeinnütziger Verein wird der aid infodienst vom Bundesministerium für Ernährung, Landwirtschaft und Verbraucherschutz unterstützt.

www.aid.de/ernaehrung/senioren.cfm.

Bundesministerium für Familie, Senioren, Frauen, Jugend
Das Internet-Angebot des Bundesministeriums für Familie, Senioren, Frauen, Jugend (BMFSFJ) stellt umfangreiche Informationen zu verschiedenen Aspekten zur Verfügung, die für ältere Menschen von Interesse sind und über den Gesundheitsbereich hinausgehen.
www.bmfsfj.bund.de

Bundesministerium für Gesundheit
Auf der Website des Bundesministeriums für Gesundheit (BMG) finden Sie gesundheitsbezogene Informationen zum Thema »Gesund altern«. Die gleichnamige Broschüre kann beim Bundesministerium für Gesundheit bestellt werden und steht auf der Internetseite zum Herunterladen bereit.
www.bmg.bund.de

Bundeszentrale für gesundheitliche Aufklärung
Die Bundeszentrale für gesundheitliche Aufklärung (BZgA) ist eine Fachbehörde im Geschäftsbereich des Bundesministeriums für Gesundheit mit folgenden Aufgaben:

- Erarbeitung von Grundsätzen und Richtlinien für Inhalte und Methoden der praktischen Gesundheitserziehung,

- Ausbildung und Fortbildung der auf dem Gebiet der Gesundheitserziehung und -aufklärung tätigen Personen,

- Koordinierung und Verstärkung der gesundheitlichen Aufklärung und Gesundheitserziehung im Bundesgebiet,

- Zusammenarbeit mit dem Ausland.

Die Web-Adresse: www.bzga.de
Die BZgA bietet in ihrer Datenbank »Frauengesundheit und Gesundheitsförderung« gesundheitsbezogene Informationen zum gesunden Älterwerden für die Zielgruppe Frauen an.
www.bzga.de/frauengesundheit (für Frauen in der Lebensmitte)
Die BZgA-Datenbank mit zirka 2800 Projekten zur »Gesundheitsförderung bei sozial Benachteiligten« ermöglicht eine bundesweite Recherche nach Projekten

und Maßnahmen für unterschiedlichen Altersgruppen (Seniorinnen und Senioren ab sechzig Jahre):

www.gesundheitliche-chancengleichheit.de

Das Portal *www.erfahrung-ist-zukunft.de* stellt umfangreiche Informationen zur Verfügung, unter anderem zur Demographie, zur Beschäftigung im Alter und zum Gesund-älter-Werden.

Deutsches Forum Prävention und Gesundheitsförderung
Auf der Website des Deutschen Forums Prävention und Gesundheitsförderung finden sich Fach- sowie aktuelle Informationen zum »gesunden Alter(n)« in den Rubriken »Prävention/Materialien« und »Prävention/Gesundes Leben« sowie die »Botschaften für gesundes Älterwerden« des Deutschen Forums Prävention und Gesundheitsförderung.
www.forumpraevention.de

Deutsche Gesellschaft für Gerontologie und Geriatrie e. V.
Die Deutsche Gesellschaft für Gerontologie und Geriatrie unterstützt Gerontologen und Geriater aktiv in der Alternsforschung und alle in diesem Arbeitsfeld beteiligten Berufsgruppen bei der praktischen Umsetzung der Ergebnisse.
www.dggg-online.de

German Society of Anti-Aging Medicine GSAAM

Die Deutsche Gesellschaft für Prävention und Anti-Aging-Medizin ist eine medizinisch-wissenschaftliche Fachgesellschaft, der mehr als tausend Ärzte unterschiedlicher Disziplinen angehören. Sie wurde 1999 gegründet, ist national und international tätig und pflegt eine enge Kooperation mit der American Academy of Anti-Aging-Medicine. Zu ihren Aufgaben zählen:

- Aufklärung und Erforschung der medizinischen Alterungsprozesse sowie Aufklärung über medizinische Verfahren und Arzneimittel zur Verzögerung der Alterungsprozesse mit Verbesserung der Organgesundheit.
- Entwicklung von Untersuchungssystemen zur Früherkennung gesundheitlicher

Risiken (zum Beispiel Herzinfarkt, Schlaganfall, Osteoporose, Krebserkrankung, Demenz) mit entsprechenden Verfahren der Prävention.
- Entwicklung von Kriterien und Standards für eine Qualitätssicherung (Qualitätsmanagement) in der Präventions- und Anti-Aging-Medizin.
- Ausbildung und qualifizierte Weiterbildung durch zertifizierte Seminare und Kongresse.
- Wissens- und Informationsaustausch über jeweils aktuelle Erkenntnisse.

www.gsaam.de

Literatur

Adlercreutz, Herman: »Lignans and Phytoestrogens: Possible Protective Role in Cancer«, *Frontiers of Gastrointestinal Research*, 1988, 14: 165–176.

Anderson, James W.: »Dietary Fiber and Diabetes«, *Journal of the American Dietetic Association*, September 1987, 9: 1189–1197.

Anderson, R. A., et al.: »Chromium Supplementation of Human Subjects: Effects on Glucose, Insulin, and Lipid Variables«, *Metabolism*, 1983, 32: 894–899.

Anti-Aging Therapeutics, Bände 2–6. Chicago, IL: A4M Publications, 1999–2004, CD-ROM.

Baker, Sidney MacDonald, mit Karen Baar: *The Circadian Prescription*, Perigee Books, New York 2000.

Balch, James F., und Phyllis A. Balch: *Prescription for Nutritional Healing*, Avery Publishing Group, New York 1990.

Barbul, Adrian, et al.: »Arginine Stimulates Lymphocyte Immune Response in Healthy Human Beings«, *Surgery*, 1981, 90: 244–251.

»Be Your Best: Nutrition After Fifty«, Washington, DC, American Institute for Cancer Research, 1988.

Borek, Carmia: *Maximize Your Health-Span with Antioxidants*, Keats Publishing, New Canaan, CT, 1995.

Bowman, Barbara: »Acetyl-Carnitine and Alzheimer's Disease«, *Nutrition Review*, 1992, 50: 142 ff.

Brody, Jane: »Restoring Ebbing Hormones May Slow Aging«, *New York Times*, 18. Juli 1995.

Caragay, Alegria B.: »Cancer-Preventive Foods and Ingredients«, *Food Technology*, April 1992, 46: 65–68.

Cerda, J. J., et al.: »The Effects of Grapefruit Pectin on Patients at Risk for Coronary Heart Disease without Altering Diet or Lifestyle«, Clinical Cardiology, September 1988, 9: 589–594.

Chen, K. J., und K. Chen: »Ischemic Stroke Treated with Ligusticum Chuanxiong«, *Chinese Medical Journal*, Oktober 1992, 10: 870–873.

Chopra, Deepak: *Ageless Body, Timeless Mind: The Quantum Alternative to Growing Old*, Harmony, New York 1994; deutsch: *Jung bleiben – ein Leben lang. Mit Ayurveda das Geheimnis des langen Lebens erfahren*, Knaur, München 2003.

–, *The Book of Secrets: Unlocking the Hidden Dimensions of Your Life*, Harmony, New York 2004; deutsch: *Das Buch der Geheimnisse*, Goldmann, München, 3. Aufl. 2005.

–, *Grow Younger, Live Longer: Ten Steps to Reverse Aging*, New York: Three Rivers Press, 2002; deutsch: *Der Jugendfaktor. Das Zehn-Stufen-Programm gegen das Altern*, dtv, München 2004.

»Chronic Stress Is Directly Linked to Premature Aging of the Brain«, National Institute on Aging Research Bulletin, Oktober 1991.

Cole, Stephen: »CoQ-10 and Life Span Extension«, *Journal of Longevity Research*, 1995, 1(5): 221 ff.

Cryer, Sibyl: »New Music and Stress Reduction Technique Increase Anti-aging Hormone – DHEA«, Institute of Heartmath, 19. Juli 1995, 1–2.

Cutler, Richard G.: »Antioxidants and Aging«, *American Journal of Clinical Nutrition*, 1991, 53: 373S–379S.

Dadd, Debra Lynn: *The Non-Toxic Home: Protecting Yourself and Your Family from Everyday Toxins and Health Hazards*, Jeremy P. Tarcher, Inc., Los Angeles 1986.

»Diet and Cancer«, American Institute for Cancer Research Information Series, 1992.

»Diet, Nutrition, and Prostate Cancer«, American Institute for Cancer Research Information Series, 1991.

Dilman, V., et al.: »The Neuroendocrine Theory of Aging and Degenerative Disease«, Center for Bio-Gerontology, Pensacola, FL, 1992.

Duke, James A.: »An Herb a Day: Clubmoss, Alias Lycopodium Alias Huperzia«, *Business of Herbs*, Januar/Februar 1989, 5–8.

–, *The Green Pharmacy Anti-Aging Prescriptions: Herbs, Foods, and Natural Formulas to Keep You Young*, Rodale Books, Emmaus, PA, 2001.

Evans, W. J.: »Exercise, Nutrition and Aging«, Symposium: Nutrition and Exercise, *Journal of Nutrition*, 1992, 122: 796–801.

Evergreen Secrets: You Can Live to 120, Taiwan TV Media Company, Taipeh, Taiwan, 1989.

Farlow, Christine: *Dying to Look Good: The Disturbing Truth About What's Really in Your Cosmetics, Toiletries and Personal Care Products*, KISS for Health Publishing, Escondido, CA, 2001.

Feldman, Henry A., et al.: »Impotence and Its Medical and Psychosocial

Correlates: Results of the Massachusetts Male Aging Study«, *Journal of Urology*, Januar 1994, 151: 54–61.
Fiatarone, Maria, Evelyn F. O'Neill und Nancy Doyle Ryan: »Exercise Training and Nutritional Supplementation for Physical Frailty in Very Elderly People«, *New England Journal of Medicine*, 23. Juni 1994, 25: 1769–1775.
Ford, Norman: *Lifestyle for Longevity*, Para Research, Gloucester, MA, 1984.

Gaby, Alan R.: »DHEA: The Hormone That Does It All«, *Holistic Medicine*, Frühjahr 1993, 19–22.
»Garlic, Tomatoes and Other Produce Fight Nitrosamine Formation«, *Science News*, 1991, 145: 190.
»Ginger and Atractylodes as an Antiinflammatory«, *HerbalGram*, 1993, 29: 19. Gordon, James S.: *Comprehensive Cancer Care: Integrating Alternative, Complementary and Conventional Therapy*, Perseus Books Group, New York 2000.
–, *Manifesto for a New Medicine: Your Guide to Healing Partnerships and the Wise Use of Alternative Therapies*, Addison Wesley Publishing Company, Boston 1997.
Graf, Ernst, und John W. Eaton: »Antioxidant Functions of Phytic Acid«, *Free Radical Biology and Medicine*, 1990, 8: 61–69.

Haas, Elson M.: *Staying Healthy with Nutrition*, Celestial Arts, Berkeley, CA, 1992.
Hayflick, L.: *How and Why We Age*, Ballantine Books, New York 1994.
»Herbs and Spices May Be Barrier Against Cancer, Heart Disease«, *Environmental Nutrition*, Juni 1993, 54–57.
Hobbs, Christopher, und Steven Foster: »Hawthorn: A Literature Review«, *HerbalGram*, Frühjahr 1990, 22: 19–33.

Inlander, Charles B., und Marie Hodge: *100 Ways to Live to 100: How to Live a Century*, People's Medical Society, Allentown, PA, 1992.

Jain, Adesh K., et al.: »Can Garlic Reduce Levels of Serum Lipids? A Controlled Clinical Study«, *American Journal of Medicine*, Juni 1993, 94: 632–635.
Jenson, Bernard Anderson und Mark Anderson: *Empty Harvest: Understanding the Link Between Our Food, Our Immunity, and Our Planet*, Avery Publishing Group, New York 1990.
Johnston, Carol S., Claudia Meyer und J. C. Srilakshmi: »Vitamin C Elevates Red Blood Cell Glutathione in Healthy Adults«, *American Journal of Clinical Nutrition*, 1993, 58: 103 ff.

Kamikawa, Todashi, et al.: »Effects of Coenzyme Q10 on Exercise Tolerance in Chronic Stable Angina Pectoris«, *American Journal of Cardiology*, 1985, 56: 247–251.

Kaufman, Richard C.: *The Age Reduction System*, Rawson Associates, New York 1986.

Keough, Carol: *The Complete Book of Cancer Prevention*, Rodale Press, Emmaus, PA, 1988.

Khan, A., et al.: »Insulin Potentiating Factor and Chromium Content of Selected Foods and Spices«, *Biologic Trace Element Research*, März 1990, 3: 183–188.

Klatz, Ronald M. und Robert Goldman: *Stopping the Clock*, Keats Publishing, New Canaan, CT, 1996.

Klatz, Ronald M., et al.: »Cellular Phone Radiation and Potential Risks to the Human Brain: A Review of Scientific Literature«, *Anti-Aging Medical News*, Winter 2002, 1–12.

Kotulak, Ronald, und Peter Gorner: *Aging on Hold*, Tribune Publishing, New York 1992.

Kronhausen, E., P. Kronhausen und H. Demopoulos: *Formulas for Life*, William Morrow, New York 1989.

Lipkin, Richard: »Wine's Chemical Secrets«, *Science News*, 23. Oktober 1993, 144: 264f.

McCaleb, Rob: »Astragalus«, *Herb Information Green Paper*, Herb Research Foundation, 5. Mai 2003.

McGraw, Phillip C.: *Self Matters: Creating Your Life from the Inside Out*, Free Press, New York 2003.

Merimee, T. J., et al.: »Arginine-Initiated Release of Growth Hormone: Factors Modifying the Response in Normal Men«, *New England Journal of Medicine*, 1969, 280(26): 1434–1438.

Mindell, Earl: *Earl Mindell's Anti-Aging Bible*, Fireside, New York 1996.

»Mining for Toxic Minerals Hidden in Our Diets«, *Environmental Nutrition*, März 1992, 15(3): 32ff.

Nelson, M., E. Fisher, F. Dilmanian, G. Dallal und W. Evans. »A 1-Year Walking Program and Increased Dietary Calcium in Postmenopausal Women: Effects on Bone«, *American Journal of Clinical Nutrition*, 1991, 53: 1304–1311.

Ni, Hua-Ching: *The Complete Works of Lao Tzu: Tao Teh Ching and Hua Hu Ching*, Seven Star Communications, Los Angeles 2000.

–, *Enrich Your Life with Virtue*, Seven Star Communications, Los Angeles 1999.
–, *Harmony: The Art of Life*, Shrine of Eternal Breath of Tao/College of Tao and Traditional Chinese Healing, Los Angeles 1991.
–, *Power of Natural Healing*, Seven Star Communications, Los Angeles 1990.
–, *Tao: The Subtle Universal Law and the Integral Way of Life*, Seven Star Communications, Los Angeles 1998.
–, *Workbook for Spiritual Development*, Seven Star Communications, Los Angeles 1995.
Ni, Hua-Ching, mit Daoshing Ni und Maoshing Ni: *Strength from Movement: Mastering Chi*. Seven Star Communications, Los Angeles 1990.
Ni, Hua-Ching und Maoshing Ni: *The Power of the Feminine*, Seven Star Communications, Los Angeles 1990.
Ni, Maoshing: *Chinese Herbology Made Easy*, Seven Star Communications, Los Angeles 2003.
–, *The Yellow Emperor's Classic of Medicine: A New Translation of the Neijing Suwen with Commentary*, Shambhala, Boston 1995; deutsch: »*Der Gelbe Kaiser*«. *Das Grundlagenwerk der Traditionellen Chinesischen Medizin*, herausgegeben und kommentiert von Dr. Maoshing Ni, O. W. Barth, München 1998.
Ni, Maoshing und Cathy McNease: *The Tao of Nutrition*, Seven Star Communications, Los Angeles 1993.

Oschman, James I.: *Energy Medicine: The Scientific Basis*, Churchill Livingstone, New York 2000.

Pitchford, Paul: *Healing with Whole Foods*, North Atlantic Books, Berkeley, CA, 2002.

Reid, Daniel: *The Tao of Health, Sex and Longevity*, Fireside Books, New York 1989; deutsch: *Das chinesische Gesundheitsbuch. Das Tao der Gesundheit, der erfüllten Sexualität und des langen Lebens*, Econ, Berlin 2002.
Rothenberg, Ron und Kathleen Becker: »Forever Ageless«, HealthSpan Institute, Encinitas, CA 2001.
Rudman, D., et al.: »Effects of Human Growth Hormone in Men over 60 Years Old«, *New England Journal of Medicine*, 1990, 323: 1–6.
Rusting, Ricki I.: »Why Do We Age?«, *Scientific American*, Dezember 1992, 267(1): 131–141.

Sears, Barry: *The Anti-Aging Zone*, Regan Books, New York 1998.
Selkoe, Dennis J.: »Aging Brain, Aging Mind: Structural and Chemical Changes«, *Scientific American*, September 1992, 267(3): 134–142.
Shepard, Roy J.: »Exercise and Aging: Extending Independence in Older Adults«, *Geriatrics*, Mai 1993, 48(5): 61–64.
Simopoulos, Artemis P.: »Omega-3 Fatty Acids in Health and Disease and in Growth and Development«, *American Journal of Clinical Nutrition*, 1991, 54: 438–463.
Smith, Timothy J.: *Renewal: The Anti-Aging Revolution*, St. Martin's Press, New York 1999.
Smolensky, Michael und Lynne Lamberg: *The Body Clock Guide to Better Health*, Henry Holt and Company, New York 2000.
Stern, Yaakov, et al.: »Influence of Education and Occupation on the Incidence of Alzheimer's Disease«, *Journal of the American Medical Association*, 6. April 1994, 1004–1010.
Sun, Jian Ming, et al.: *Secrets of Longevity throughout Chinese History*, Tienze Publisher, Xian, China, 1989.

Tkac, Debora (Hg.): *Life Span Plus*, MJF Books, New York 1990.
Travis, John W. und Regina Sara Ryan: *Wellness Workbook: How to Achieve Enduring Health and Vitality*, Celestial Arts, Berkeley, CA, 2004.
Tucker, Don M., et al.: »Nutrition Status and Brain Function in Aging«, *American Journal of Clinical Nutrition*, 1990, 52: 93–102.
»23-Year Study of Middle-Aged Men in Hawaii Confirms: Physical Activity Will Lower Risk of Heart Disease«, *News from the American Heart Association*, 13. Juni 1994, 2: 540–544.

Ullis, Karlis: *Age Right: Turn Back the Clock with a Proven, Personalized, Anti-Aging Program*, Simon & Schuster, New York 1999.
U.S. Department of Agriculture: »Nutritive Value of American Foods in Common Units«, *Agriculture Handbook* No. 456, 1975.

Walford, Roy L. und Lisa Walford: *The Anti-Aging Plan: The Nutrient-Rich, Low-Calorie Way of Eating for a Longer Life – The Only Diet Scientifically Proven to Extend Your Healthy Years*, Marlowe & Company, New York 2005.
Warner, H. R., R. N. Butler, R. C. Sprott und E. L. Schneider: *Modern Biological Theories of Aging*, Raven Press, New York 1987.

Wei-Hua, Lu, Jiang Shou und Xi-Can Tang: »Improving Effect of Huperzine A on Discrimination Performance in Aged Rats and Adult Rats with Experimental Cognitive Impairment«, *Acta Pharmacologica Sinica*, Januar 1988, 1: 11–15.

Weil, Andrew T.: *Eating Well For Optimum Health: The Essential Guide to Bringing Health and Pleasure Back to Eating*, Perennial Currents, New York 2001; deutsch: *Mein Weg zur optimalen Gesundheit. Das Handbuch der richtigen Ernährung*, Goldmann, München 2001.

–, *8 Weeks to Optimum Health*, Ballantine Books, New York 1998; deutsch: *Das Acht-Wochen-Programm zur Aktivierung der inneren Heilkräfte. Praxisbuch zu: Heilung aus eigener Kraft*, Goldmann, München 2002.

–, *Natural Health, Natural Medicine: The Complete Guide to Wellness and Self-Care for Optimum Health*, Houghton Mifflin, New York 2004; deutsch: *Natürliche Gesundheit – Natürliche Medizin. Das Handbuch für Vorbeugung und Heilung*, Kabel, München 1991.

–, *Perfect Health: The Complete Mind/Body Guide*, Harmony, New York 2001; deutsch: *Heilung aus eigener Kraft. Die Selbstheilungskräfte des Körpers aktivieren*, Goldmann, München 2001.

Whitaker, Julian: *Reversing Heart Disease*, Warner Books, New York 1985.

Wild, Russell, et al. (Hg.): *The Complete Book of Natural and Medicinal Cures*, Rodale Press, Emmaus, PA, 1994.

Williams, Gurney: »Mind, Body, Spirit: Portable Meditation, Stress Relief for Those on the Go«, *Longevity*, Mai 1993, 72.

Yao, Congli und Ming Liu: *Health Preservation and Longevity*, Popular Science Press, Beijing, China 1985 (in chinesischer Sprache).

Yeager, Selene, et al.: *New Foods For Healing*, Rodale Press, Emmaus, PA, 1998.

Zhang, Rongcai (Hg.): *Eldercare and Longevity*, Fujian Science and Technology Press, Fujian, China 1987 (in chinesischer Sprache).

Weitere Literatur in deutscher Sprache

Bachl, Norbert, Werner Schwarz und Johannes Zeibig: *Fit ins Alter. Mit richtiger Bewegung jung bleiben*, Springer, Wien 2005.

Cohen, Gene D.: *Vital und kreativ. Geistige Fitness im Alter*, Walter, Düsseldorf 2006.
Crowley, Chris und Henry S. Lodge: *Mit jedem Jahr jünger. Leben wie mit 50, bis Sie 80 und älter sind*, Pendo, München 2007.

Hofmann, Inge und Roland Prinzinger: *Das Geheimnis der Lebensenergie. Wie wir länger jung und gesund bleiben*, Campus, Frankfurt 1997.

Jacobi, G., H.-K. Biesalski, U. Gola, J. Huber und F. Sommer: *Kursbuch Anti-Aging*, Thieme, Stuttgart 2004.

Kuklinski, Bodo, und Ina van Lunteren: *Hundertzwanzig (120) Jahre jung*, Kamphausen, Bielefeld 1996.

Ley Jacobs, Beth M.: *Geheimnisvolle Quelle der Jugend. Das Hormon DHEA*, Ennsthaler, Steyr 1998.

Meier-Baumgartner, Hans-Peter, Ulrike Dapp und Jennifer Anders: *Aktive Gesundheitsförderung im Alter. Ein neuartiges Präventionsprogramm für Senioren*, Kohlhammer, Stuttgart 2004.

Niederberger, Manfred: *Jungbrunnen Herz. Das Geheimnis der Hundertjährigen*, Ibera, Wien 2004.

Richberg, Inga M.: *Natürlich länger leben*, FID, Bonn 14. 12. 2006.

Wagener, Peter: *120 Jahre – Eine Vision wird zur Realität! Alles über Antiaging und vieles mehr*, Betzel, Nienburg 2001.
Weil, Andrew: *Gesund älter werden*, Bloomsbury, Berlin 2006.

Yoon, Seon-O.: *Das Alter und die Gesundheit. Die Anwendung der alten chinesischen Weisheitslehre in der modernen Lebenswelt älterer Menschen*, Athena, Oberhausen 1998.

Dank

Es gibt viele Menschen, die mir bei der Veröffentlichung dieses Buches geholfen haben. Vor allem ohne die unglaubliche Unterstützung und das Verständnis meiner Frau Emm und unserer Kinder Yu-Shien Michelle, Yu-Shing Natasha und Yu-Kai Nicholas während der Phase des Schreibens, in der ich für unser gewohntes Familienleben keine Zeit hatte, wäre dieses Buch nie entstanden. Ich schätze mich glücklich und bin dankbar, dass sie zu meinem Leben gehören.

Die Daten über Hundertjährige, die ich in den letzten zwanzig Jahren gesammelt habe, würden ohne die unablässigen Bemühungen von Stuart Shapiro immer noch in meinem Arbeitszimmer herumliegen; er machte mich mit Laurie Dolphin bekannt, und durch diese Bekanntschaft konnte das Buch Form annehmen. Beiden danke ich für ihren unerschütterlichen Glauben an mich.

Ich weiß sehr zu schätzen, dass Laurie Dolphin nicht nur meine Mitarbeiterin war, sondern mich während der ganzen Zeit auch motiviert hat. Sie half mir dabei, jeden Aspekt des Buches vom Anfang bis zum Ende zu koordinieren, und ihre professionellen Talente zeigen sich im geschmackvollen Design und Layout.

Dank schulde ich auch Jodi Davis, unserer Lektorin bei Chronicle Books, die das Format vorgeschlagen und uns eine Vorstellung vom endgültigen Aussehen des Buches vermittelt hat. Ich danke ihr für ihre Geduld mit meinem vollen Terminkalender und für die Betreuung des Projekts durch alle problematischen Phasen.

Ein besonderer Dank richtet sich an Elizabeth Bell, unsere Redakteurin, die mit diesem Manuskript mehr Arbeit als üblich hatte und viele der Tipps sorgfältig umformuliert hat, damit sich der Text besser liest. Außerdem danke ich Allison Meierding, Lauries Assistentin, die sich unermüdlich eingesetzt hat, um das Projekt zum Erfolg zu führen.

Dr. Andrew Weil, Dr. Deepak Chopra und Dr. James Gordon danke ich für ihre Pionierarbeit, die dazu beigetragen hat, dass die Naturheilkunde heute in der Öffentlichkeit so positiv wahrgenommen wird. Ihre Stimmen haben für sich allein wie auch gemeinsam dabei geholfen, die Integration von östlichen und westlichen Medizintraditionen zu fördern und im Westen ein neues Paradigma für Gesundheit und Wohlbefinden zu schaffen.

Dank schulde ich auch vielen Hundertjährigen und Patienten, die mir bereitwillig ihre Geschichten erzählt und ihre persönlichen Geheimrezepte für ein langes Leben verraten haben. Ebenso verpflichtet bin ich der langen und reichen Tradition der chinesischen Taoisten, vertreten durch solche Meister wie den Gelben Kaiser, Laotse und Ge Hong, deren seit 8000 Jahren währende Suche nach Unsterblichkeit viele Geheimrezepte für ein langes Leben hinterlassen hat, von denen Sie eine große Zahl in diesem Buch finden.

Und schließlich danke ich dem göttlichen universellen Ursprung und meinen Eltern für die Erschaffung meines Lebens und ihre entschlossenen Bemühungen, mich nach meinem fast tödlichen Unfall als Kind wieder gesunden zu lassen. Ihre Fürsorge und ihre Lehren haben mich inspiriert, zum Nutzen der gesamten Welt nach Wissen und Weisheit über Gesundheit, Wohlbefinden und ein langes Leben zu suchen.

Register

Abfallstoffe 18, 39, 50
Acetylcholin 140
Achtsamkeitsmeditation 289
Acidophilus 126
Adaptogene 46, 132
Adrenalin 264
Aerobic 191, 194
Akne 75
Akupressur 185, 203f., 240, 256
Akupunktur 115, 124, 129, 140, 184
Akzeptanz 292
Algen 124
Alkohol 26, 89, 127, 137, 177, 215, 249, 297
Allergien 128, 161, 164
Allicin 27
Allopathie 129
Alpha-Liponsäure 91
Aluminium 174
Alzheimer 51, 88, 91, 119, 128, 174, 227
Aminosäure 39f., 45, 69, 78, 88ff., 99, 118
Anämie 104, 111
Ananas 128, 130, 152
Andropause 135
Angelikawurzel 108
Angina Pectoris 55, 121
Ängste 55, 201, 291
Anis 136
Anthoxyanine 31, 52

Antibiotika 61, 120
Antidepressiva 118
Antiöstrogen 33
Antioxdianzien 24, 30f., 34, 39, 41, 47f., 52, 62f., 65f., 76, 79, 83, 86, 96, 99, 109, 130, 138
Äpfel 29, 62, 73, 134
Apfelessig 43
Apigenin 74
Aprikosen 79
Arbeit 224, 227, 230
- -platz 146, 182, 222
Arbovita 212
Arginin 40
Arnika 115
Aromatherapie 240
Arterienverhärtung 43, 77
Arterienverstopfung 38
Arteriosklerose 24, 26f., 43, 92, 263
Arthritis 48, 51f., 74, 117, 128, 130
Artischocken 67
Ärzte 235, 255
Aspartam 73
Aspirin 84, 133
Asthma 60, 79, 142, 149, 164, 243
Astragalus 97, 132
Atmung 28, 202, 247, 282
Atractylodes 132
Aufmerksamkeit 139
Auftreibung 64, 300
Aufwachen, sanftes 216

325

Augen 238
Ausdünstungen 146
Ausgeglichenheit 273
Austrocknung 242
Autarkie 276
Autoimmunerkrankungen 48, 92
Autounfälle 225
Avocados 39, 88f., 140, 152

Backofenreiniger 154
Backpulver 153f., 166, 181
Bakterien 99, 149, 153, 198
Baldrian 129
Ballaststoffe 22, 121
Bauchmuskeln 245
Bauchspeicheldrüse 52, 194
Beeren 31, 52
Beißfuß, orientalischer 122
Benommenheit 157, 188
Benzidine 164
Beriberi-Krankheit 30
Beta-Carotin 22, 33, 48
Beta-Endorphine 226
Beta-Glucan 34
Bewegung, körperliche 121, 184, 257, 298
Bierhefe 40, 42, 89, 140
Bifidobakterien 43
Bioflavonoide 102
Biorhythmus 19
Bisphenol A 183
Blähungen 64, 137
Blaubeeren 31, 76

Blausäure 181
Blindheit 60, 138, 166
Blumen 223
Blumenkohl 33
Blut 52, 87, 108, 111, 246
Blutdruck 19, 53, 92, 102, 109, 193, 201, 205, 279
- niedriger 193
Blutgerinnsel 26f., 58, 87, 133
Bluthochdruck 23, 28, 40, 49, 74, 206f., 297
Blutzucker 18, 27, 45, 90, 94, 194
-spiegel 30, 34, 52, 90, 106
Bocksdorn 96, 106, 138
Boden 171
Bohnen 40, 42, 68, 70, 80, 134, 140, 249
Brokkoli 33, 62, 90, 119
Brombeeren 76
Bromelain 128, 130
Bronchitis 243
Bupleurum-Wurzel 127
Bürstenmassage 211

Carotiniode 79, 96
Catechine 24
Cayenne 58
Chemikalien 50, 89, 146, 151, 163, 156, 158, 165, 178, 180, 183
- organische (VOCs) 161
Chemische Reinigung 157
Chicorée 77
Chlor 50, 164

Chlorophyll   110
Cholesterin   36
- spiegel   26f., 29, 31, 77, 87, 94, 102, 109, 201, 206, 221
Cholesterol   34, 45, 56, 59, 103, 263
- spiegel   41
Cholin   140
Chondroitin   130
Chrom   90, 174
Cineol   139
Coenyzm Q-10   30, 86
Computer   182
Cordyceps   100
Cortisol   264
Coumadin   87
Cousins, Norman   285
Cox2-Inhibitor   74
Cranberrys   31
Cumarin   45
Curry   87
Cystein   39

Darm   43, 90
Dehydroepiandrosteron s. DHEA
Demenz   85
Depressionen   114, 142, 240, 287, 290, 297
DHEA   22, 92, 264, 277
Diabetes   24, 30, 35, 39, 90f., 106, 194, 207, 226
Digitalis   77
Dioxin   156
DNA   39, 92f., 119, 175

Dong quai   136
Dopamin   118
Drachenknochen   114
Dreiviertelregel   17
Düfte   240
Düngen   144
Durchblutung   58, 88, 130, 140, 203, 212, 244
Durchfall   64, 120, 179
Dusche, kalte   250
Dysfunktin, erektile   135

Ehe   281
Eier   32, 40, 42, 89
Eisen   32
Eiweiß   69
Elektromagnetische Frequenz (EMF)   160, 168, 171
Emotionen   304
Endorphine   264, 269, 277, 285
Endothelzellen   47
Energie   18
- heilung   185
Entrümpelung   286
Entzündungshemmung   47
Enzyme   49, 99
Erdenergie   167
Erde-Typ   296, 300
Erkältung   97, 132, 204, 244, 263
Essen   17
- häufiger   18
- weniger   17

Essig 23, 43, 153
Exlipta 127

Familie 267
Fang-chung 266
Farben 80, 168, 288
Farbstoffe, künstliche 60
Fasten 17, 241
Faulheit 200
Feng Shui 142, 167, 169
Fette 19, 28, 36, 68, 72, 103
- abbau 88
- ablagerungen 40
- tierische 121
Fettsäuren
- essenzielle 71, 107, 125
- gesättigte 36
- mehrfach ungesättigte 36
- Omega-3 28, 36
- Omega-6 51
- ungesättigte 36
Fettstoffwechsel 88
Feuchtigkeit 173
Feuer-Typ 296, 299
Fisch 25, 28, 39f., 42, 70, 88f., 121, 140
Flavonoide 31, 467, 67, 95, 99
Fleisch 20f., 32, 38, 61, 68, 88, 90
Fluoride 50
Folsäure 33, 78, 119
Formaldehyd 158, 161, 164ff.
Freie Radikale 24, 39, 47, 71, 76, 83, 95, 108, 255

Frieden, innerer 283
Frischluft 145f., 161
Fruchtbarkeit 36, 108
Früherkennung 255
Frühling 241
Frühstück 19
Fünf Elemente 296
Fünf Wolken, Meditation der 288
Fünfer-Regel 80ff.
Fußreflexzonen-Massage 203

Gallenblase 87, 241, 297
Gallensteine 43, 59
Gamma-Amino-Buttersäure (GABA) 42
Gammalinolensäure (GLS) 36, 51
Gartenarbeit 199
Ge Hong 252, 254
Gebet 293
Gedächtnisstörungen 51, 85, 134, 194, 207, 210, 256, 301
Gefäßerweiterung 77
Geflügel 61, 88
Gehirn 36, 71, 117
Gehör 140
Gelassenheit 280, 299
Gelbsucht 59, 122, 238
Gelée royale 98
Gelenkbeschwerden 87, 196
Gemüse 21f., 28, 33, 38, 49, 62, 67f., 77, 80, 89, 119, 126, 140, 152
Genetik 261
Geomantie 167

Geraniol 25
Germanium 96
Gesicht 296
Getreide 40, 42, 49, 80, 83, 89, 126, 140
Gewürze 64
Gier 295
Giftkontrolle 177
Giftstoffe 89, 103, 141
Ginkgo 101, 115
Ginseng 94, 113, 122, 135f.
Glauben 262
Glaukome 138
Glucosamin 130
Glucose 194
Glutamat 60
Glutaminsäure 39
Glutathion 39, 78
Glutathionperoxidase (GPS) 30
Glycin 39
Grapefruit 59
Gras 144
Grippe 97, 132, 204, 263
Gymnastik 210
Gynostemma 109

Haare 89, 108, 212
- ausfall 212
- pflege 166
Hafer 22, 34, 59
Halsschmerzen 51
Hämorrhoiden 51
Handy 175

Harnsäure 39
Harnwegsinfektion 78
Haushaltsreiniger 153
Hausputz 153
Haut 36, 75, 86, 92f., 97, 108, 162, 198
- krankheiten 75, 164, 166
HDL (gutes Cholesterol) 56, 88, 186
Hefepilze 126
Heidelbeeren 138
Helicobacter pylori 44, 120, 251
Hepatitis 122, 127
Herbizide 70, 144
Herbst 243
Herz 29, 57, 77, 86, 88, 94, 102, 109, 191, 242, 288, 290
- infarkt 27, 133, 209, 216, 220, 263, 297
- krankheiten 18f., 23, 35f., 39f., 48, 52f., 57, 74, 77, 79, 89f., 121, 128, 186, 193, 199, 221, 279, 290
- Kreislauf-Erkrankungen 28, 91
- Kreislauf-System 140, 150
Hirnanhangsdrüse 27
Hirschgeweih 117
Hirse 66
Hitze 242
Hitzschlag 198
HIV-Viren 39
Holz-Typ 296f.
Honig 44, 72
Hormone 22, 61

Horny Goat Weed 135f.
Hülsenfrüchte 68, 70, 83, 90, 134f., 140, 249
Hunza 79
Husten 79, 164, 243
Hypoglykämie 90
Hypophyse 40, 42, 96

Immunsystem 36, 45, 72, 92, 94ff., 98, 104, 108f., 112, 132, 174, 198, 203ff., 252, 285, 287, 298
Immunzellen 39, 269
Impotenz 40, 117
Indole-3-Carbinol 33
Infektionskrankheiten 97, 271, 285
Ingwer 25, 130, 136f., 139
Inositol Hexeaophosphat (IP6) 30
Insekten 146, 180
Insulin 52, 194
Inulin 77
Isothiocyanat 62

Jasmin 240
Jod 124

Kaffee 55, 94, 137, 139, 166
Kalium 78
- spiegel 49
Kalorien 17f., 35, 68, 200
Kälte 251
Kalzium 32f., 63, 69, 96, 190, 249
- stoffwechsel 54
Kamille 137

Kardamom 139
Karotten 22, 134, 138
Kartoffeln 49, 130
Katarakt 48, 91, 138
Kauen 37, 137
Kiefer 47, 179
- öl 179
Kirschen 52, 73, 128, 152
Kiwi 128
Klänge, heilende 239
Kleidung 157, 164, 178
Kletten 46
Knoblauch 23, 27, 58, 126
Knochen 54, 63, 108, 116, 190, 198, 249
- brüche 232
- dichte 42, 116, 249
Kochen 38, 196
Kohl 134
Kohlenhydrate 34
Kohlenmonoxid 177
- vergiftung 145
Kohlensäure 54
Kollagen 98
Konservendosen 183
Konservierung 21
Konstitutionstyp 296
Kopfschmerzen 60, 134, 164, 173f., 179
Körperhaltung 231
Kosmetika 165, 178
Krampfadern 131, 299
Krampfanfälle 180

Kräuter 23, 103f.
Krebs 20, 23-27, 29, 33-36, 38f., 41f., 44ff., 48f., 52, 60, 67f., 72f., 76, 79, 83f., 87, 91f., 107, 109, 125, 141, 148, 150, 155, 157, 161-166, 174f., 178, 183, 198, 204, 215, 285, 287
Kreislauf 57f. 102
- probleme 131
Krise 291
Kropf 32
Kudzu-Blume 215
Kunstdünger 21
Kupfer 174
Kurkuma 58, 87, 130, 136
Kurzatmigkeit 157

Lachen 285
Lactobazillen 120
Laetrile 79
Langeweile 226
Laotse 294
Laufen 150
Lavendel 155, 240
L-Carnitin 88
L-Cystein 89
LDL (schlechtes Cholesterol) 56, 79, 90, 106, 219
Leber 40f., 59, 67, 87f., 94f., 99, 103, 122, 127, 241, 288, 297
- krankheiten 39, 46, 118, 163, 173, 215, 238
Leinsamen 125
Lemongrass 180

Leukämie 146
Liebe 263, 269, 271
- universelle 270
Ligusticum 104
Lilienzwiebel 114
Limbisches System 240
Lotus 113
Löwenzahn, roher 122
Luftverschmutzung 149
Lunge 62, 101, 288
- krankheiten 132, 142, 163, 243
Lutein 65, 138
Lycium 96
Lycopen 48
Lymphe 246
- massage 246

Macht 295
Magen 43, 57, 129, 137, 251
-krankheiten 44, 51, 64, 120, 133, 251
Mahlzeiten 18
Makuladegeneration 138
Mariendistel 122, 127
Massage 203, 234
- Bürsten- 211
- Fußreflexzonen- 203
- Lymph- 246
Medikamente 61, 129, 177, 249
Meditation 112, 123, 202, 234, 279, 288, 297, 304
- Achtsamkeits- 289
- Fünf Wolken- 288
Meeresalgen 32

Meeresfrüchte 25, 40, 42
Meersalz 49
Menopause 107f., 134
Menstruation 108
Metall-Typ 296, 298
Methan 159
Methionin 118
Methylenchlorid 55
Migräne 25
Milch 32, 63, 88
- produkte 40, 61
- säure 39
- zucker 63
Milz 288
Mineralstoffe 44f., 99, 105
Mitgefühl 271, 299
Mittagsschlaf 220
Möbel 158, 161, 170
Mottenbekämpfung 155
Müdigkeit 64, 86, 117, 122, 136, 161, 164, 188
- chronische 233
Multiple Sklerose 51
Musik 205, 216, 234
Muskeln 49
- schmerzen 122
- schwäche 86

Nachbarschaft 268
Nachtkerzenöl 51
Nackenschmerzen 231
Nährstoffe 37

Nahrungsmittel 21
- tote 21
Nasenatmung 247
Natrium 23
Natriumchlorid 49
Nebenhöhlenbeschwerden 233, 247
Nebennieren 22, 100, 244
Negativität 284
Nerven 49, 71, 95, 119
- schäden 51, 91
- system 144, 242
Neurotransmitter 85, 118, 140
Niacin 140
Nickel 174
Nieren 41, 69, 90, 95, 244, 288, 301
- steine 43, 78
- störungen 193
- versagen 69, 74, 179
Nitrate 60
Nukleinsäure 93
Nüsse 39f., 42, 68, 70f., 80, 82, 89f., 125, 135, 140

Obst 28, 49, 62, 70, 80, 82, 152
Öl 41, 68, 71, 125
Olivenöl 53
Omega-3-Fettsäuren 28, 36
Omega-6 Fettsäuren 51
Operation 115
ORAC-Skala 76

Orangensaft 63, 72
Orangenschalen 56
Osteoarthritis 118, 130
Osteoporose 23, 54, 69, 134, 190, 196, 199, 201, 249
Östrogen 22, 134, 136, 163
Oxidation 34, 39

Päonie, rote 121
Papaya 128, 130
Papier, ungebleichtes 156
Parkinson 88, 91, 119, 128
Pektin 29
Perchlorethylen 157
Perlenpulver 75
Pestizide 50, 61, 70, 146, 151f.
Petersilie 27
Pfannen 174
Pfefferminze 137f.
Pflanzenschutzmittel, chemische 21
Pflaumen 76, 152
Phenole 178
Phosphatdylserin (PS) 85
Phosphor 96, 249
- säure 54
Phytat 40
Phytoöstrogene 134
Phytosterole 106
Pilates 214
Pilze 45, 90, 93, 99f., 149, 198
Plastik 163
Pollen 99

Polychlorierte Biphenyle (PCBs) 50
Polymethosylierte Flavone 56
Polyphenole 24
Polysaccaride 45, 96
Primo Amino 118
Proanthocyanidine 30
Probiotika 120
Progesteron 22
Propolis 99
Prostata 99, 107, 129
Proteine 19, 22, 28, 32, 39, 49, 69, 110, 217
Protozoen 99
Ptyalin 37
Pycnogenol 47

Qi 113
Qi Gong 112, 184, 202, 282

Radfahren 193
Radon 148
Rasierschaum 178
Rauchen 89, 121, 123, 137, 215
Regenbogenfarben 81
Rehmanniawurzel 114
Reinigungsmittel 177f.
Reis 30
- brauner 30, 66, 134f.
- weißer 30
Rheuma 46
Rheumatoide Arthritis 51
Royalisin 98

Rückenschmerzen 117, 231, 301
Ruhepause 217

Saccharin 73
S-Adenosyl-Methionin (SAMe) 118
Saflor 121
Sägepalme 107, 129
Salat 51, 53, 125
Salbei, roter 121
Salicin 133
Salz 23, 35, 49, 244, 249, 301
Samen 40, 42, 68, 70f.
Saponine 34, 109
Sauna 214
Schichtarbeit 209
Schilddrüse 124
Schimmel 153, 173
Schisandra 95, 132
Schlaf 135, 168, 201, 206f., 220, 254
- losigkeit 55, 134, 240, 252, 254, 299
- mangel 230, 238
- rituale 208
- störungen 164
- zimmer 168
Schlaganfall 26, 35f., 53, 74, 104, 116, 133, 186, 193, 197, 216, 218, 297
Schmuck 181
- reinigung 181
Schnarchen 219
Schwerhörigkeit 140
Schwermetalle 32, 70, 89

Sehfähigkeit 65, 75, 96, 117, 138
Sein 273
- ungezwungenes 294
Selbstachtung 275
Selbstdisziplin 275
Selbstlosigkeit 271
Selen 96
Sellerie 152
- saft 74
Senegawurzel 114, 135
Senilität 128
Serotonin 118
Sesam 41, 112
Sexualität 264ff., 295
- Störungen in der 40
Shiatsu 203
Sick-Building-Syndrom 146
Silberweide 84
Siler-Wurzel 132
Silymarin 67
Sodbrennen 37, 44, 137
Soja 40, 42, 49, 59, 88f., 134, 140
Solanin 130
Sommer 242
- hitze 197
Sonne 198
Soziales Umfeld 172
Spargel 39, 78, 93, 119
Spaziergänge 186, 234
Spinat 65, 93, 119
Spiritualität 262, 266, 279
Staphylokokken 98
Sterole 45

Stoffwechsel 18, 42, 112, 124
Strahlen 89, 92, 97, 198
Streptokokken 98
Stress 40, 46, 55, 57, 85f., 91, 94f., 100, 121, 132, 135ff., 142, 191, 205, 212, 217, 220, 222ff., 227f., 237, 257, 264, 271, 277f., 281ff., 286f., 291, 298
Stretching 213f., 216, 229
Stürze 176
Sucht 215, 295
Sucralose 73
Sulfite 60
Summen 233
Superoxid-Dismutase (SOD) 30
Suppe 35
Süßholzwurzel 122f.
Süßkartoffeln 22, 92
Süßstoffe, künstliche 73

Tai Chi 112, 134, 184, 197, 201f., 213, 234, 297
Tang 32
Tantra 266
Taoin 229
Taosimus 266
Tee 24, 54, 166
Teflon 174
Testosteron 22, 136
- spiegel 107
Tian Qi 111
Tinnitus 140
Toleranz 274

Tomaten 48, 130, 152
Töpfe 174
Transfette 36, 38
Trauben 52, 73, 128, 152
Trauer 226, 298
Triglyzeride 36, 88
Tuina 203
Tumore 32, 98

Übelkeit 25, 122, 179, 240
Übergewicht 35, 219, 221, 226, 300
Umarmung 277
Umweltbelastungen 46, 97, 141, 150, 159
Umzug 228
Unabhängigkeit 292
Unfälle 176
Unfruchtbarkeit 40
- männliche 97
Unkraut 46
- vernichter 144
Unterdrückung 287
Urin 255

Vegetarier 20, 28, 61, 69, 79, 217
Venenerweiterung 131
Verbrennung 44, 145
Verdauung 18, 41, 56, 64, 120, 137, 173f., 245, 251, 300
- probleme 238
Vergebung 272, 292
Verstopfung 64

Vinylchlorid 163
Viren 99, 149
Vitalität 47, 139, 244
Vitamin A 48, 78, 130, 138
Vitamin B 30, 96
Vitamin B3 140
Vitamin B6 118f.
Vitamin B12 79, 118f.
Vitamin C 22, 31, 33, 48, 63, 96, 96, 130
Vitamin D 63, 198
Vitamin D3 116
Vitamin E 24, 30f., 33, 66, 91, 115, 130, 138
Vitamine 37f., 44f., 49, 95, 98f., 105

Wachstumshormone 40, 42, 96, 192, 264, 277
Waschmittel 178
Wasser 50, 54, 162, 196
- gymnastik 196
- Typ 296, 301
Weidenrinde 133
Weihrauch 129
Wein 26
Weinstein 181
Weißdorn 102f.
Weizen 66, 88, 90, 93, 105, 135, 140

Wilder Wein 109
Winter 244
Wohnort 159
Wu-hsing 296
Würzen 58
Wu-wie 294

Yams 22, 92, 112, 136
Yin und Yang 169, 207
Yoga 134, 197, 202, 213f., 266
Yunnan Bai Yao 111

Zahnpasta 178
Zeaxanthin 65
Zedernholz 155
Zellstoffwechsel 100
Zellulose 59
Zentrales Nervensystem 55, 94
Zimmerpflanzen 161
Zimt 130
Zimtrinde 121
Zink 96, 135
Zucker 72, 249, 300
Zunge 236f.
Zusatzstoffe 60
Zwiebeln 58
Zyanid 181
Zysten 32